まちがいさがしは
脳を瞬間的・総合的に強化できる極めて高度な脳トレ

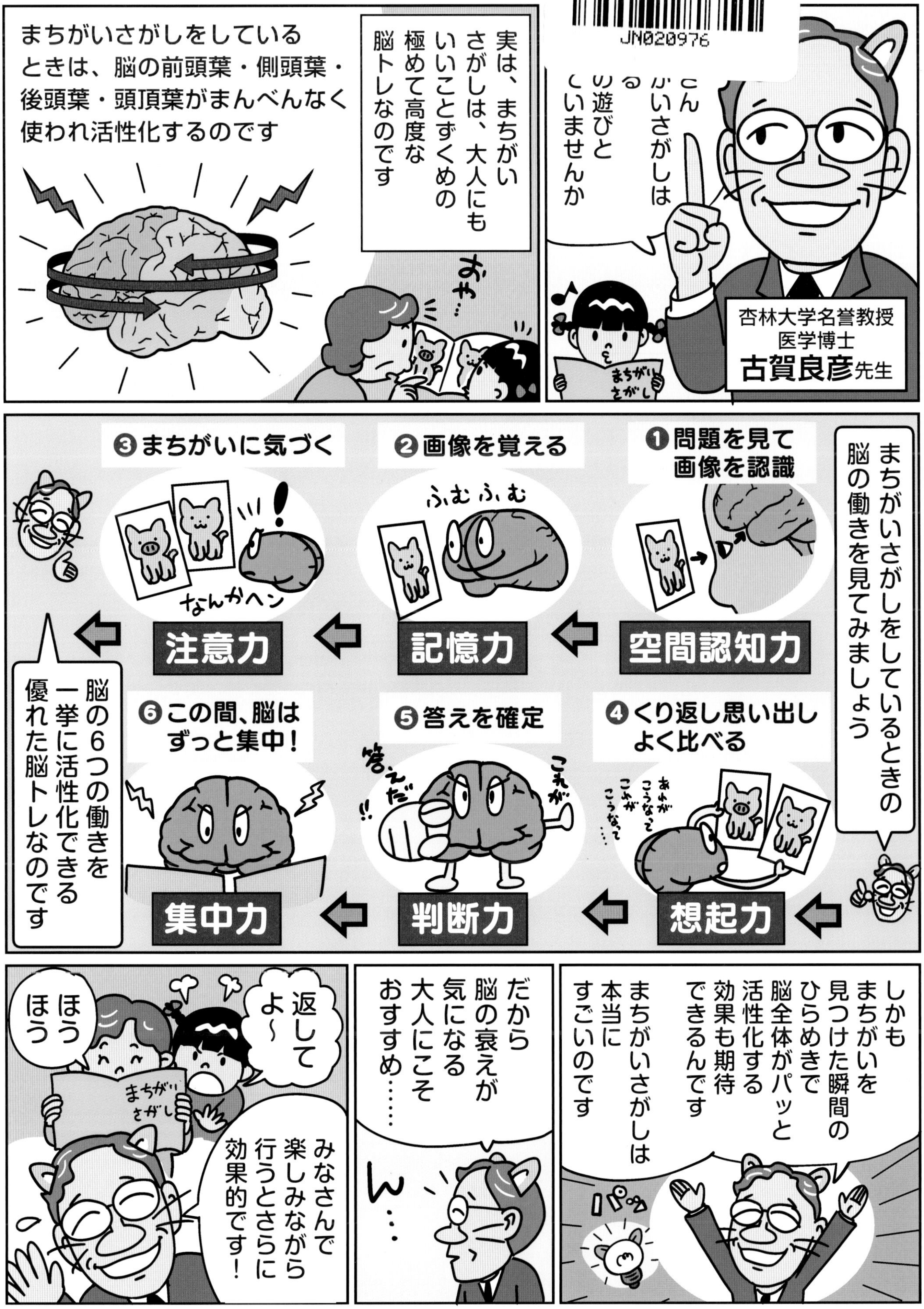

がいさがしは
の遊びと
といませんか
杏林大学名誉教授
医学博士
古賀良彦先生
まちがいさがし
実は、まちがいさがしは、大人にもいいことずくめの極めて高度な脳トレなのです
まちがいさがしをしているときは、脳の前頭葉・側頭葉・後頭葉・頭頂葉がまんべんなく使われ活性化するのです
おや…
まちがいさがしをしているときの脳の働きを見てみましょう
❶問題を見て画像を認識
空間認知力
❷画像を覚える
ふむふむ
記憶力
❸まちがいに気づく
なんかヘン
注意力
❹くり返し思い出しよく比べる
想起力
❺答えを確定
答えだ!!
これが
判断力
❻この間、脳はずっと集中!
集中力
脳の6つの働きを一挙に活性化できる優れた脳トレなのです
しかもまちがいを見つけた瞬間のひらめきで脳全体がパッと活性化する効果も期待できるんです
まちがいさがしは本当にすごいのです
パッ
だから脳の衰えが気になる大人にこそおすすめ……
ん…
返してよ~
ほうほう
まちがいさがし
みなさんで楽しみながら行うとさらに効果的です!

「まちがいさがし」は単なる子供の遊びではなく、衰えやすい6大脳力が一挙に強まるすごい脳トレ

本当はすごい「まちがいさがし」

誰もが一度は楽しんだ経験がある「まちがいさがし」。**大人も子供もつい夢中**になってしまう不思議な魅力があることは、よくご存じでしょう。

実は、このまちがいさがし、**単なる「子供の遊び」ではない**ことが、脳科学的に明らかにされつつあります。何を隠そう、**脳のさまざまな部位や働きを瞬間的・総合的に強化できる、極めて高度な脳トレ**であることがわかってきたのです。

普段の生活で**テレビばかり見て**いたり、**ずっとぼんやり**していたりすると、脳はどんどん衰えてしまいます。記憶力が衰えて**物忘れ**が増えたり、集中力が低下して**飽きっぽく**なったり、注意力や判断力が弱まって**うっかりミス**が生じたり、感情をコントロールできなくなって**怒りっぽく**なったり、**やる気が減退**したりしてしまうのです。

そうした脳の衰えを防ぐ毎日の習慣としてぜひ取り入れてほしいのが、まちがいさがしです。脳は大きく４つの領域（前頭葉・頭頂葉・側頭葉・後頭葉）に分けられますが、まちがいさがしを行うと、その**すべての領域が一斉に活性化する**と考えられるからです。

まちがいさがしで出題される絵や写真の視覚情報はまず脳の**後頭葉**で認識され、**頭頂葉**で位置関係や形などが分析されます。次に、その情報は**側頭葉**に記憶されます。その記憶を頼りに、脳のほかの部位と連携しながら、意識を集中させてまちがいを見つけ出すのが、思考・判断をつかさどる脳の司令塔**「前頭葉」**の働きです。

あまり意識することはないと思いますが、まちがいさがしは、**脳の４大領域を効率よく働かせることができる稀有《けう》な脳トレ**でもあるのです。

まちがいさがしをするときの脳の各部位の働き

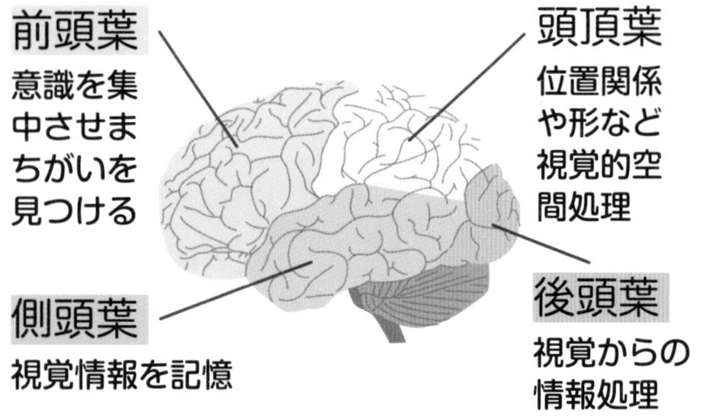

前頭葉
意識を集中させまちがいを見つける
頭頂葉
位置関係や形など視覚的空間処理
側頭葉
視覚情報を記憶
後頭葉
視覚からの情報処理

記憶力など6つの脳力を瞬間強化する高度な脳トレ

まちがいさがしが脳に及ぼす効果について、さらにくわしく見ていきましょう。

まず、まちがいさがしは脳トレのジャンルの中で、**「記憶系」**に分類されます。問題を解くには記憶力が必要になると同時に、まちがいさがしを解くことによって記憶力が強化されるのです。

実際に、２つ並んだ絵や写真からまちがい（相違点）を見つけるには、以下のような脳の作業が必要になってきます。

第一に、２つの絵や写真の細部や全体を視覚情報としてとらえ、一時的に覚える必要が出てきます。ここには**「空間認知」と「記憶」**の働きがかかわってきます。

第二に、直前の記憶を思い起こして、記憶にある視覚情報と今見ている絵や写真との間に相違点がないかに意識を向けていくことになります。ここで**「想起」と「注意」**の働きが必要になります。

第三に、相違点が本当に相違点であると気づくには、確認作業と「**判断**」力が必要になります。

そして、こうした一連の脳の働きを幾度となくくり返すためには、相応の「**集中**」力を要します。

つまり、まちがいさがしを解く過程では、主に**①記憶力（覚える力）**だけでなく、**②集中力（関心を持続する力）、③注意力（気づく力）、④判断力（正しく認識・評価する力）、⑤想起力（思い出す力）、⑥空間認知力（物の位置や形状、大きさを認知する力）**という「**6大脳力**」が総動員されるのです。

脳は筋肉と似ています。何歳になっても、使えば使うほど強化されます。つまり、まちがいさがしは、年とともに衰えやすい「６大脳力」を一挙に強化できる、極めて高度な脳トレだったのです。私が冒頭で「単なる子供の遊びではない」といった理由は、ここにあるわけです。

まちがいを見つけた瞬間 脳全体がパッと活性化

それだけではありません。まちがいさがしが優れているのは、「あ、ここが違う！」と気づいた瞬間に、一種の喜びに似た感覚を伴う「**ひらめき**」が生まれることです。このひらめきがまた、脳にとって最良の刺激になるのです。

新しいアイデアを思いついた瞬間、悩み事が解決した瞬間、何かをついに成し遂げた瞬間など、私たちがひらめきをひとたび感じると気分が高揚し、その瞬間に脳は一斉に活性化するのです。みなさんもこうした経験をしたことがあるでしょう。暗い気持ちがパッと晴れるような、暗闇の中、電球の明かりがパッと光るような、そんな感覚です。

まちがいさがしは、こうした**ひらめきに似た感覚を日常で手軽に体験できる優れた脳トレ**でもあるのです。

本書のまちがいさがしには、１問につき５つのまちがいが隠れています。つまり、ひらめきに似た感覚を体験できるチャンスが、１問につき５回も用意されているのです。

ねこのかわいい表情やしぐさにときめきを感じて癒される脳活

まちがいさがしの脳活効果

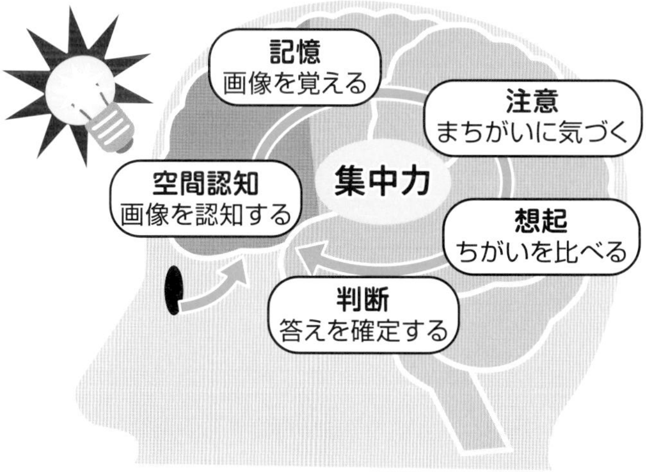

記憶
画像を覚える
注意
まちがいに気づく
空間認知
画像を認知する
集中力
想起
ちがいを比べる
判断
答えを確定する

おまけに、本書のまちがいさがしの題材は、みんな大好きな「**ねこの写真**」。表情豊かなねこたちの愛くるしい瞬間が集められています。

暗いニュースが多い昨今、**かわいさを極めたねこたちの表情やしぐさ**を見るだけで、**思わず顔がほころび、心が癒され、暗い気持ちがフッと軽くなる**のではないでしょうか。イライラや不安などネガティブな感情も、知らないうちに晴れやかで前向きな気分になっているかもしれません。

ねこなどの動物のかわいらしい姿を見ることは、人間の根源的な感情に働きかけて、**気持ちを明るく前向きに整えてくれる不思議な癒し効果**があるように思えてなりません。事実、**認知症の患者さんたちに動物と触れ合ってもらったり、動物の写真を見てもらったりすると、表情がパッと明るくなり、失われていた記憶を取り戻したり、不可解な言動が減ったりすることを、日々の診療でよく経験します。**

まちがいさがしをするときは、ねこたちのフワフワとした毛並みの感触、ゴロゴロとのどを鳴らしながらスヤスヤ眠るようす、どんな鳴き声を発しているのかなど、写真には見られない情報にも**想像**を巡らせてみるのもいいでしょう。脳全体のさらなる活性化につながるはずです。

さらに、まちがいさがしをするときは、一人でじっくり解くのもいいですが、家族や仲間とワイワイ競い合いながら取り組むのもいいでしょう。「ねこってこんな行動をするよね」「ここがかわいいよね」と、**ねこの話に花を咲かせながら取り組むと、自然と円滑なコミュニケーションが生まれ、脳にとってさらにいい効果が期待**できます。

最近、「脳への刺激が足りない」「ついボンヤリしてしまう」「ボーッとテレビばかり見ている」……そんな人こそ、まちがいさがしの新習慣を始めてみましょう。めんどうなことは何一つありません。何しろ**「にゃんと１分見るだけ！」**でいいのですから。それだけで、**記憶力をはじめとする脳の力を瞬間強化**することにつながるのです。

まだ半信半疑の方は、問題に取り組んでみてください。一とおりクリアするころには、**１分以内にまちがいを探すときの「ドキドキ」と「ワクワク」、そしてねこのかわいさに思わずキュンとしてしまう「ときめき」**で、夢中になっているはずです。**ときめきを感じて癒されながら没頭して脳を活性化できるねこのまちがいさがし**は、まさに最強の脳トレの一つといっていいでしょう。

まちがいさがしの６大効果

空間認知力を強化

物の位置や形状、大きさを正確に把握する脳力が高まるので、物をなくしたり、道に迷ったり、何かにぶつかったり、転倒したり、車の運転ミスをしたりという状況を避けやすくなる。

注意力を強化

些細な違いや違和感に気づきやすくなるため、忘れ物や見落としが少なくなり、うっかりミスが防げて、めんどうな家事や仕事もまちがいなくこなせるようになる。

記憶力を強化

特に短期記憶の力が磨かれ、物忘れをしたり、物をなくしたり、同じ話を何度もしたり、仕事や料理などの作業でモタついたりすることを防ぎやすくなる。

判断力を強化

とっさの判断ができるようになるため、道を歩いているときに車や人をうまく避けられたり、スーパーなどで商品を選ぶときに的確な選択が素早くできたりする。

想起力を強化

直前の記憶を何度も思い出す必要があるので想起力が磨かれ、人や物の名前が出てこなくなったり、アレソレなどの言葉が増えたり、会話中に言葉につまったりするのを防ぎやすくなる。

集中力を強化

頭がさえている時間が長くなり、テレビのニュースや新聞の内容をよく理解できて、人との会話でも聞き逃しが少なくなる。根気が続くようになり趣味や仕事が充実してくる。

●本書のまちがいさがしのやり方●

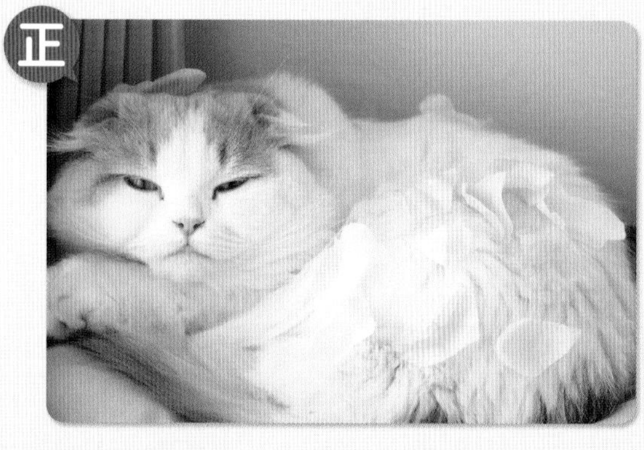

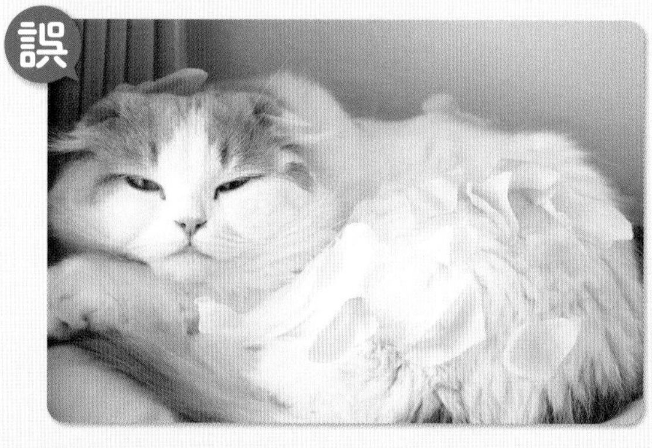

「正」と「誤」を見比べて、まず、１分間にまちがい（相違点）を何個見つけられるか数えてください。１問につきまちがいは5つ隠れています。全部見つけられなかったときは、次に、5つのまちがいをすべて見つけるまでの時間を計測してください。楽しみながら解くのが、脳活効果を高めるコツです。

1 パンチねこ

ワン・ツー！
必殺ねこパンチを
お見舞いするにゃ～

1分で見つけた数	個
全部見つけるまでの時間	分　秒

正

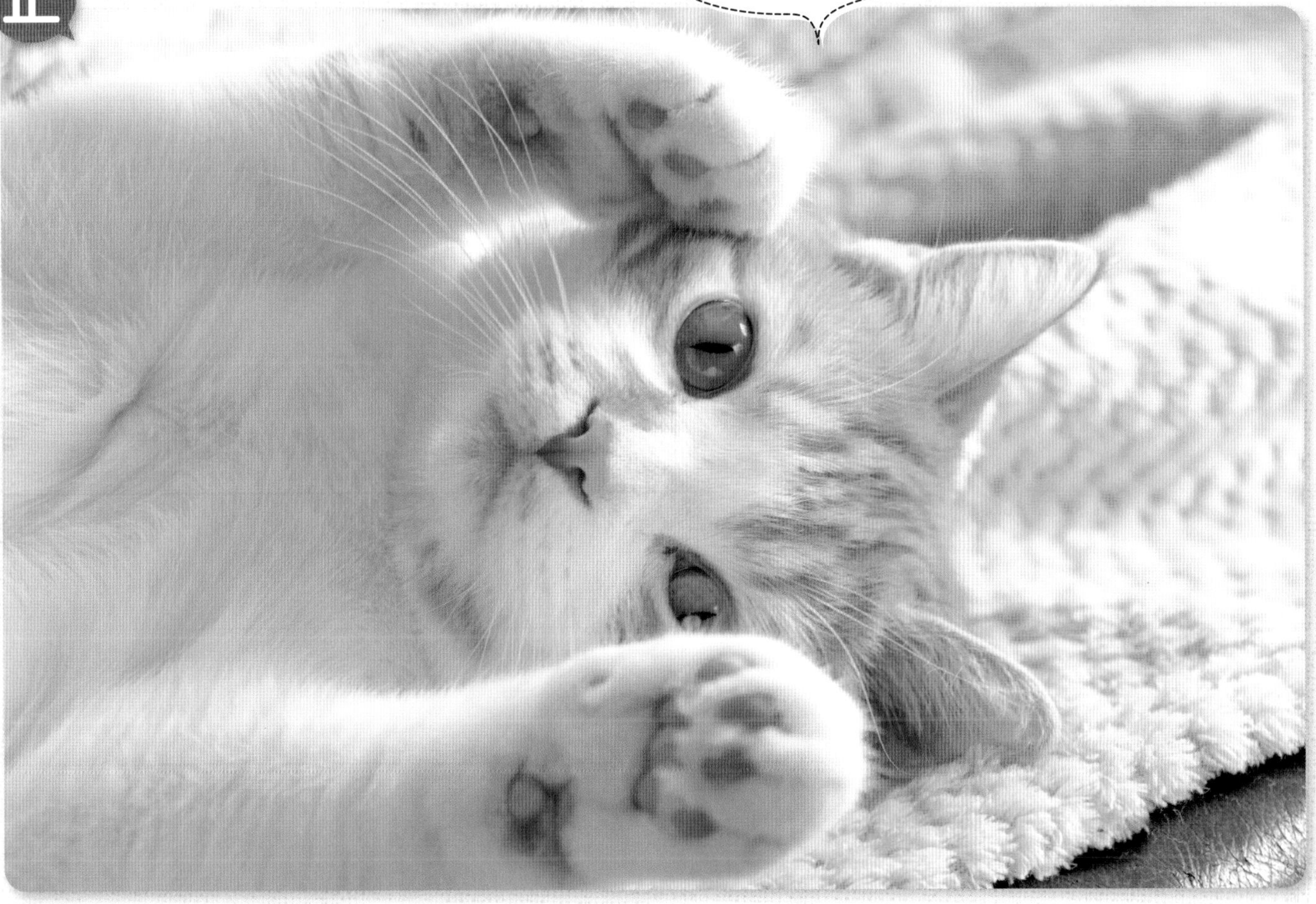

誤　まちがいは5つ。1分で探してにゃ。

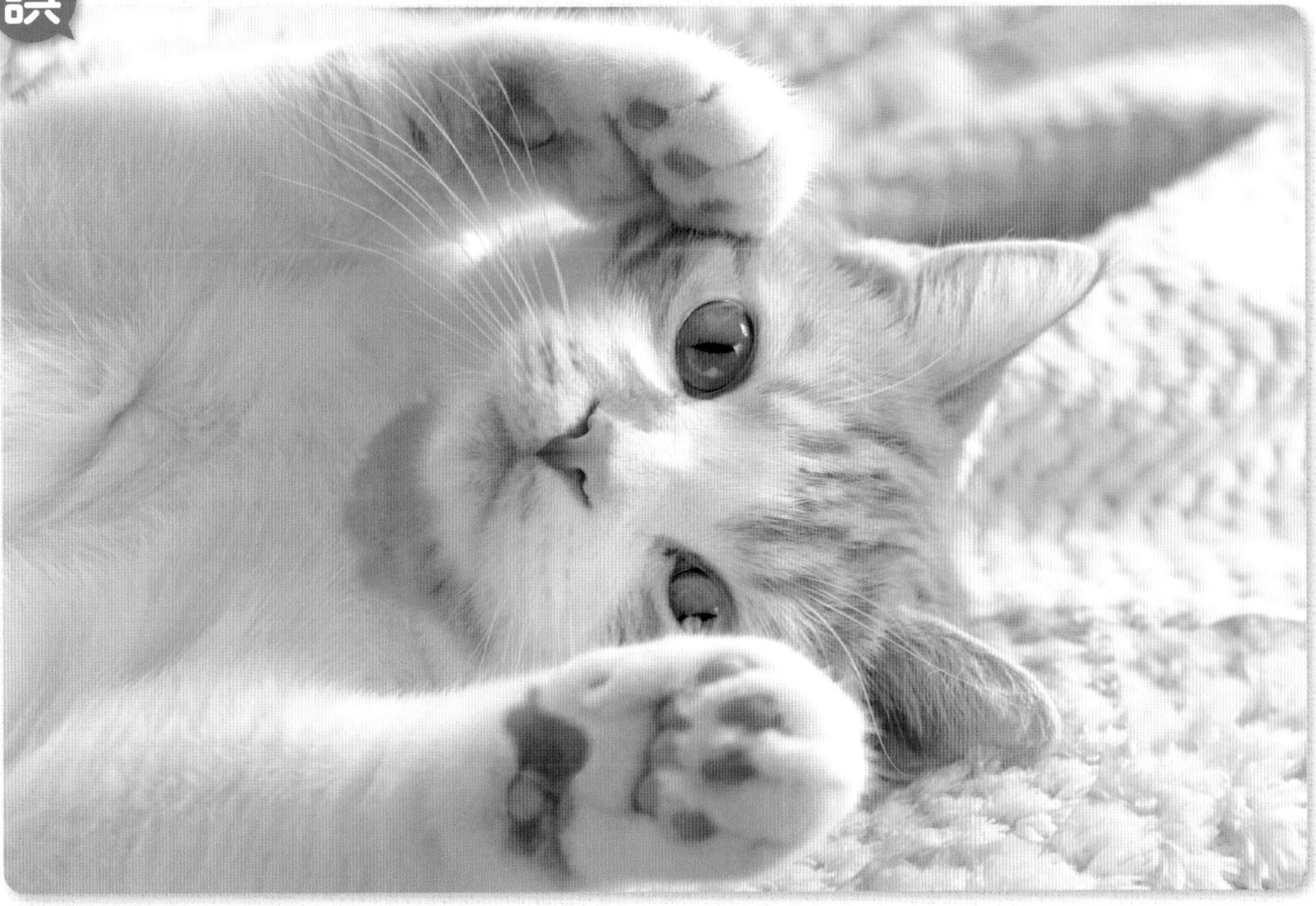

➡解答は64ページ

2 女将ねこ

いらっしゃいませ。本日はねこ旅館に
ようこそおいでくださいましたにゃ

1分で見つけた数	個
全部見つけるまでの時間	分　秒

正

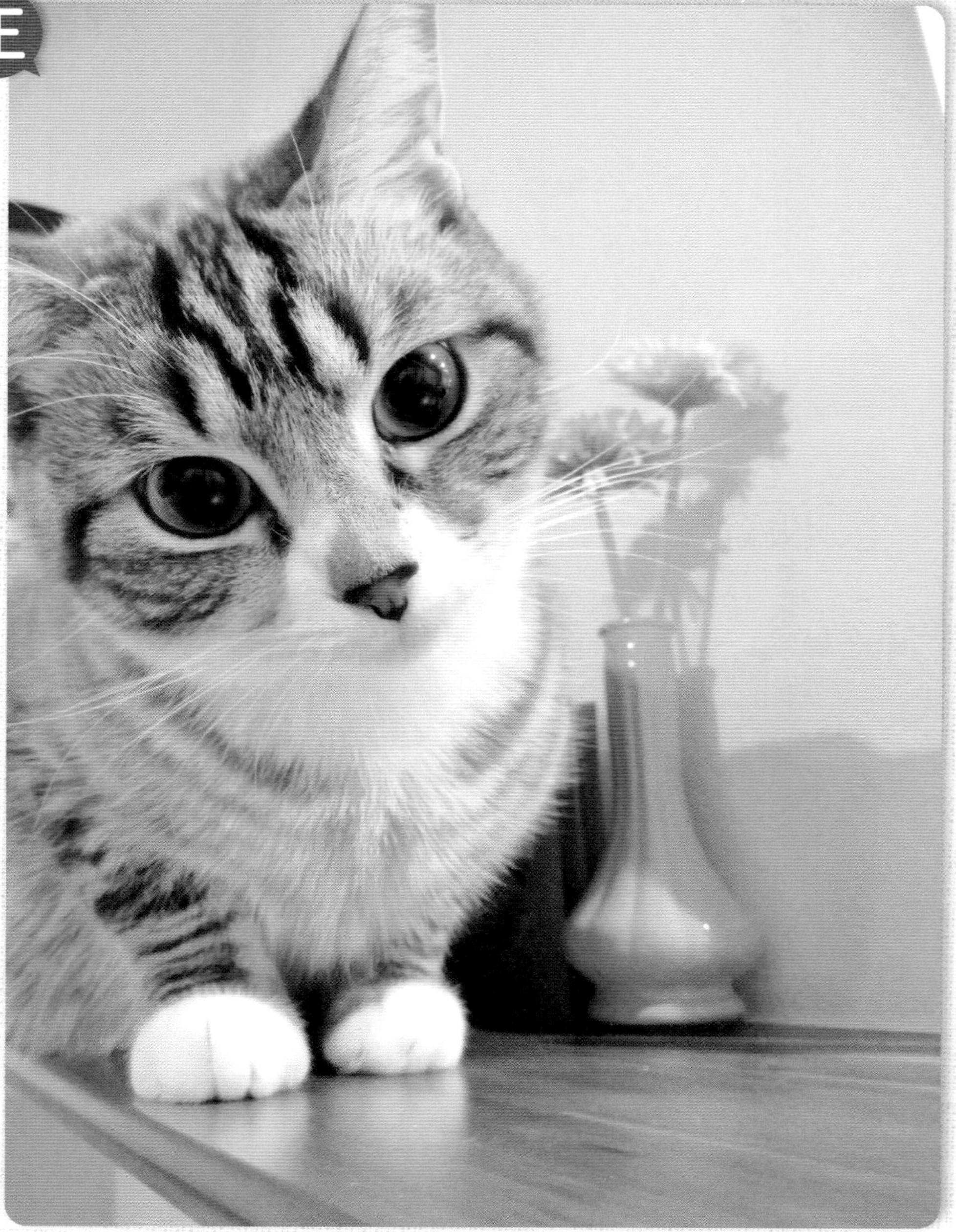

誤

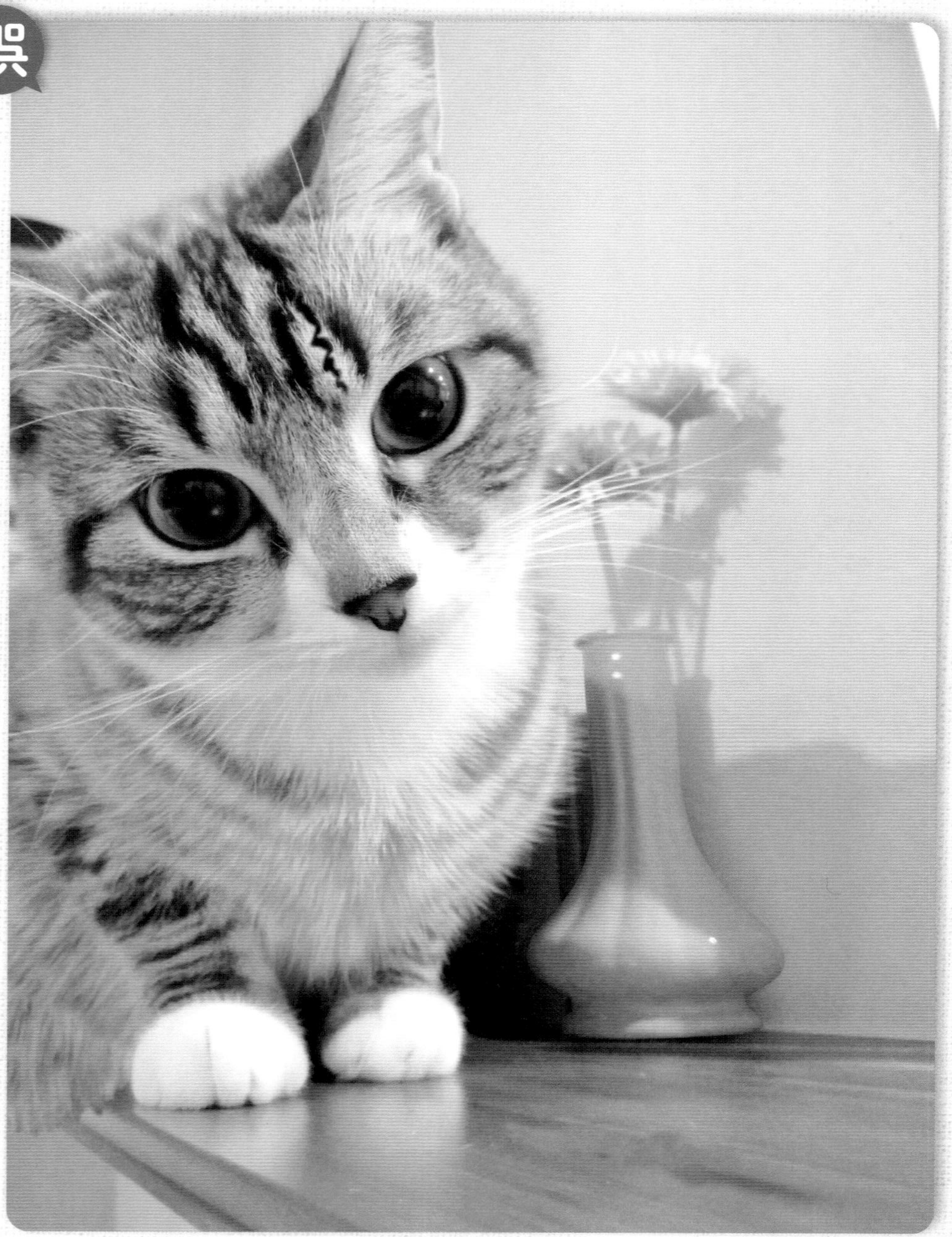

まちがいは5つ。1分で探してにゃ。

➡解答は64ページ

3 鏡ねこ

ツンツン。鏡よ、鏡、
世界で一番美しいねこは誰にゃ？

1分で見つけた数	個
全部見つけるまでの時間	分　秒

正

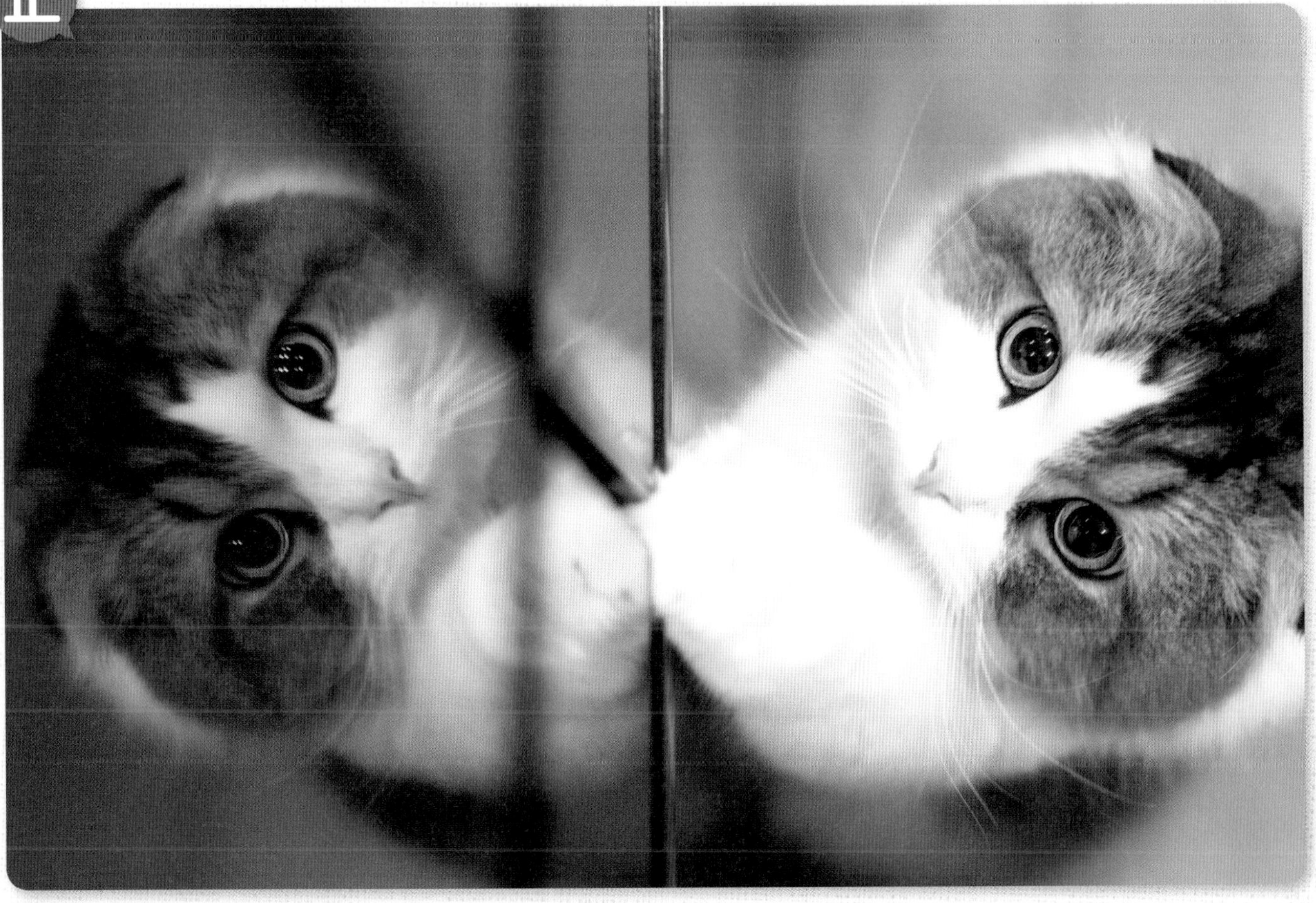

誤　まちがいは5つ。1分で探してにゃ。

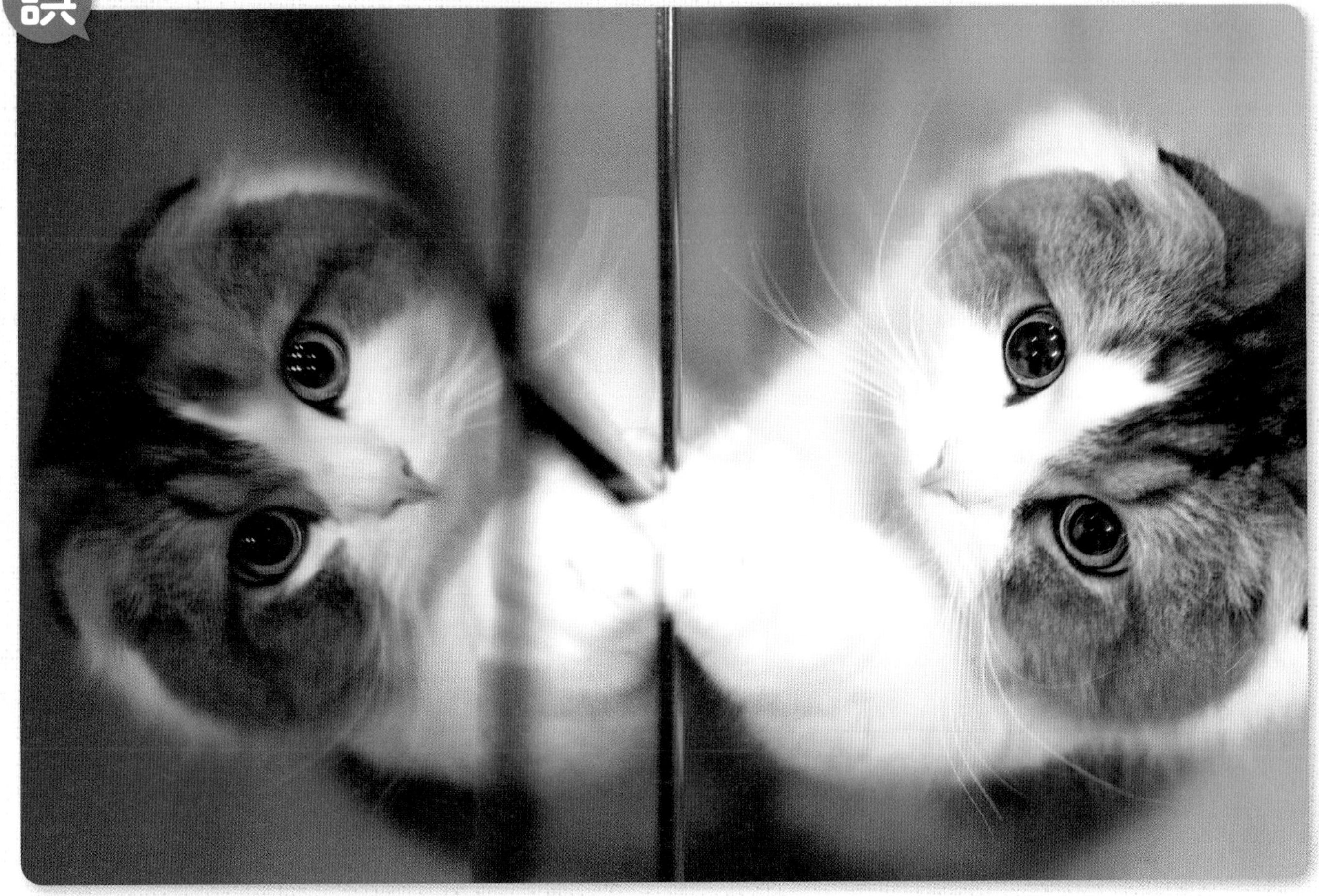

➡解答は64ページ

4 後ずさりねこ

ぼーく、
いーやーで～す

1分で見つけた数	個
全部見つけるまでの時間	分　秒

正

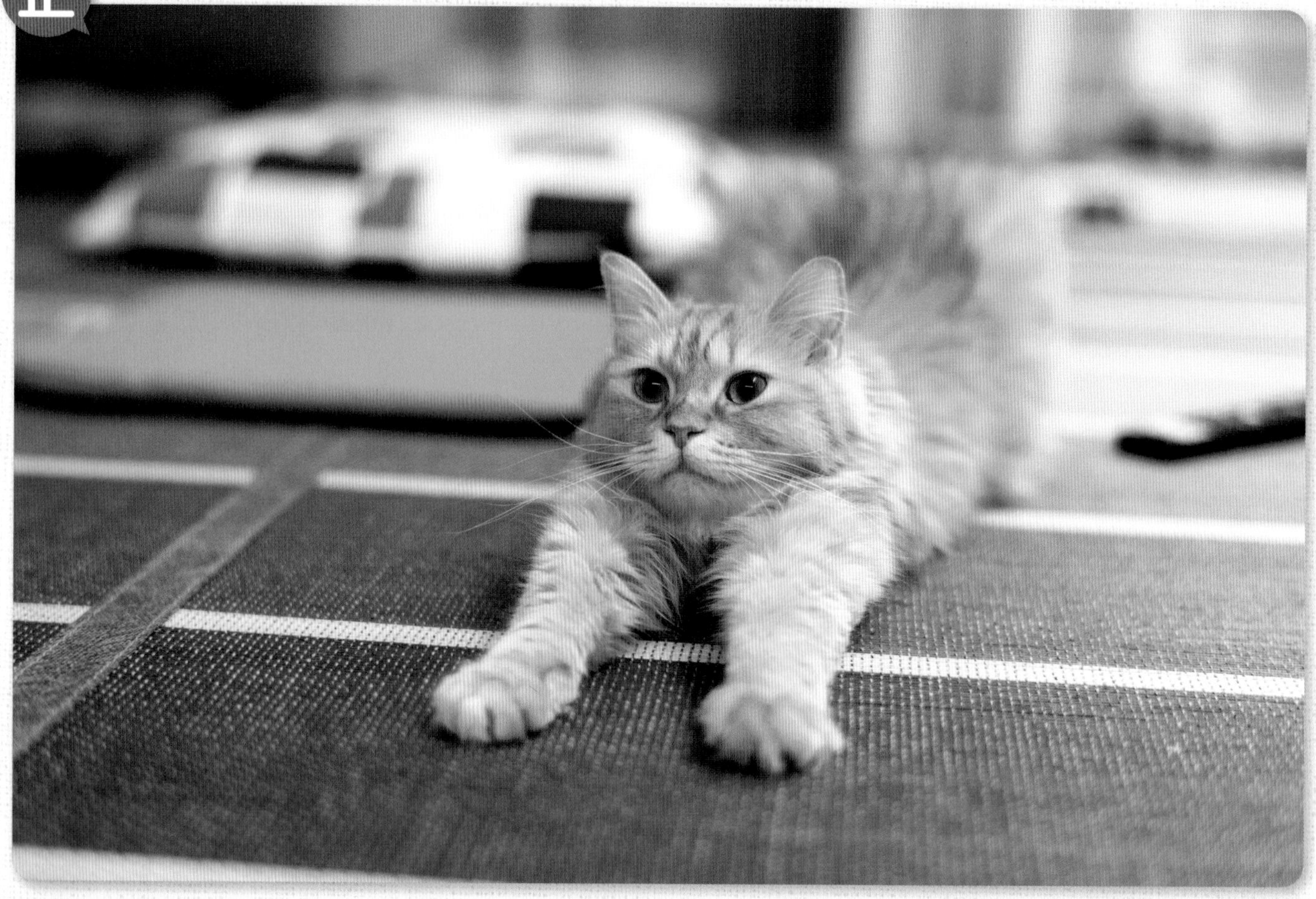

誤　まちがいは5つ。1分で探してにゃ。

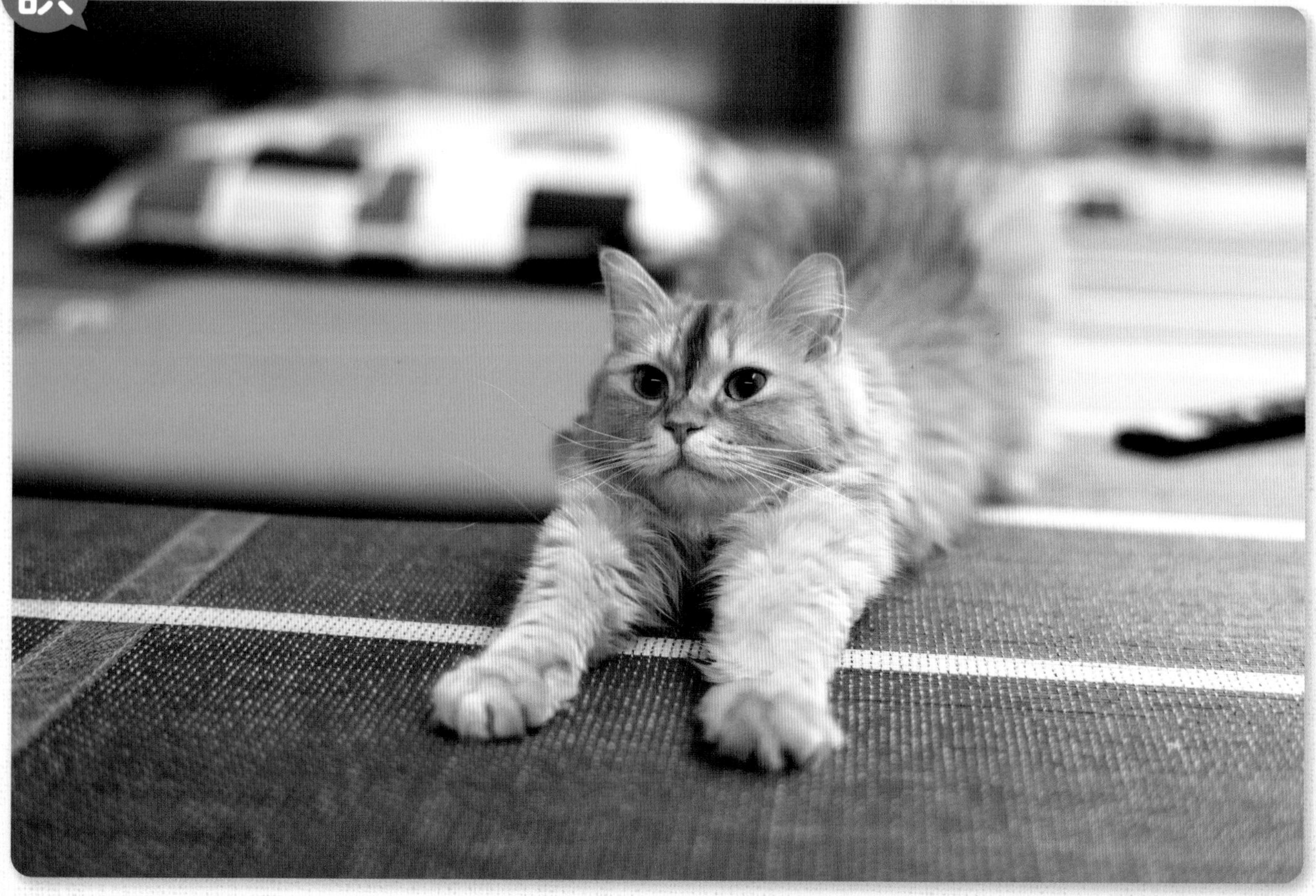

➡解答は64ページ

5 かくれんぼねこ

もうい～かい。
もうい～にゃ～

1分で見つけた数	個
全部見つけるまでの時間	分　秒

正

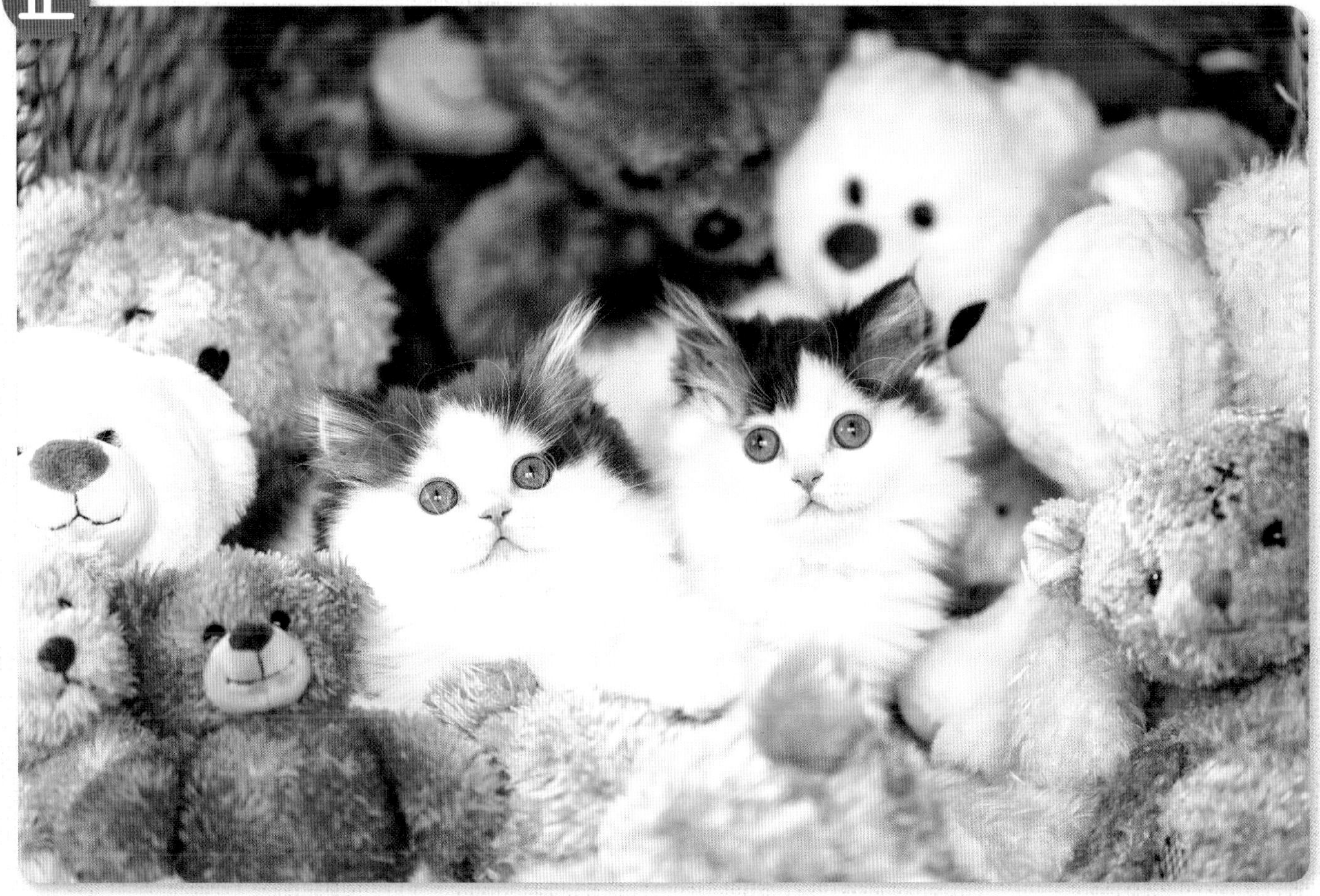

誤　**まちがいは5つ。1分で探してにゃ。**

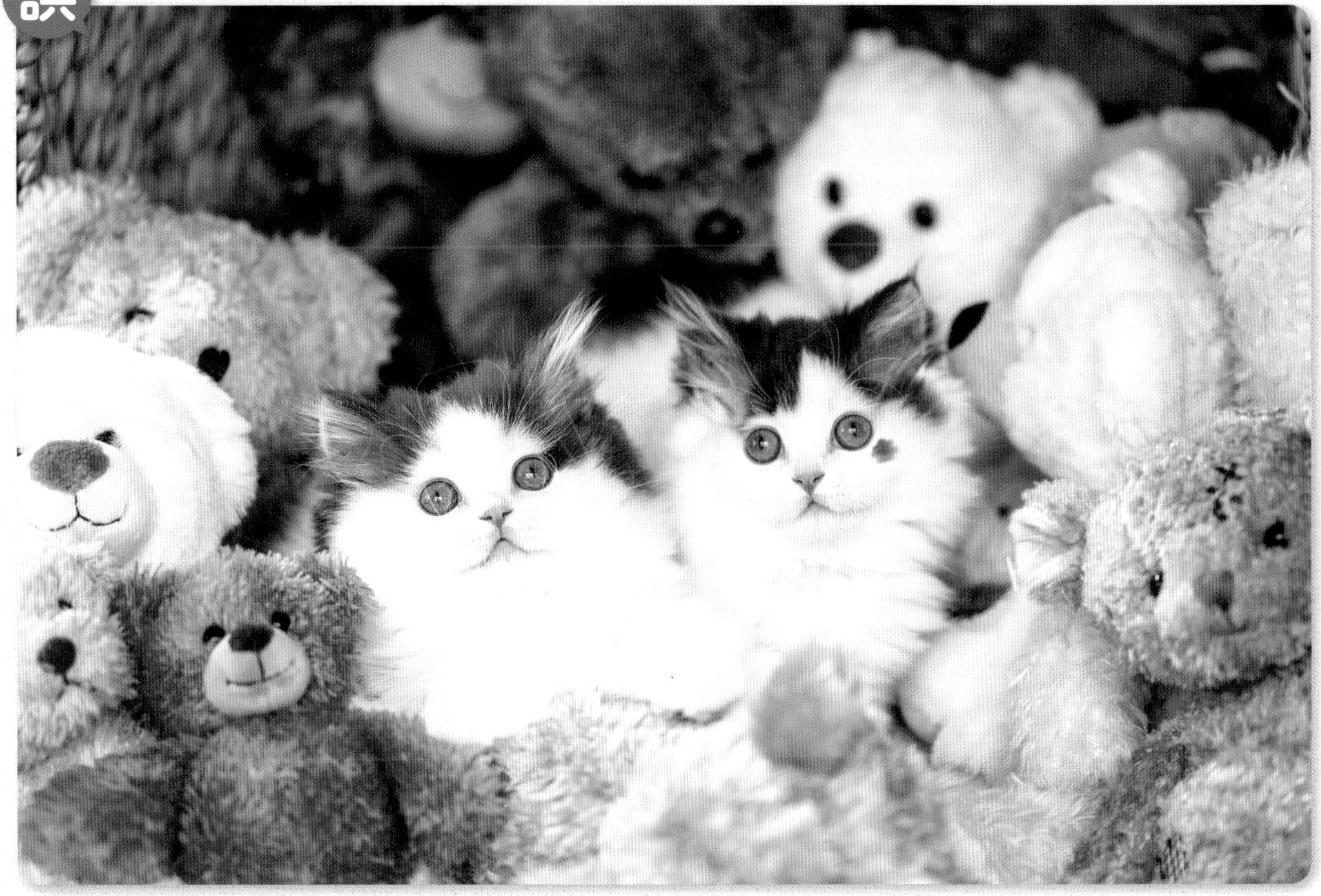

➡解答は64ページ

6 美人ねこ

美白の秘訣はね…

1分で見つけた数	個
全部見つけるまでの時間	分　秒

正

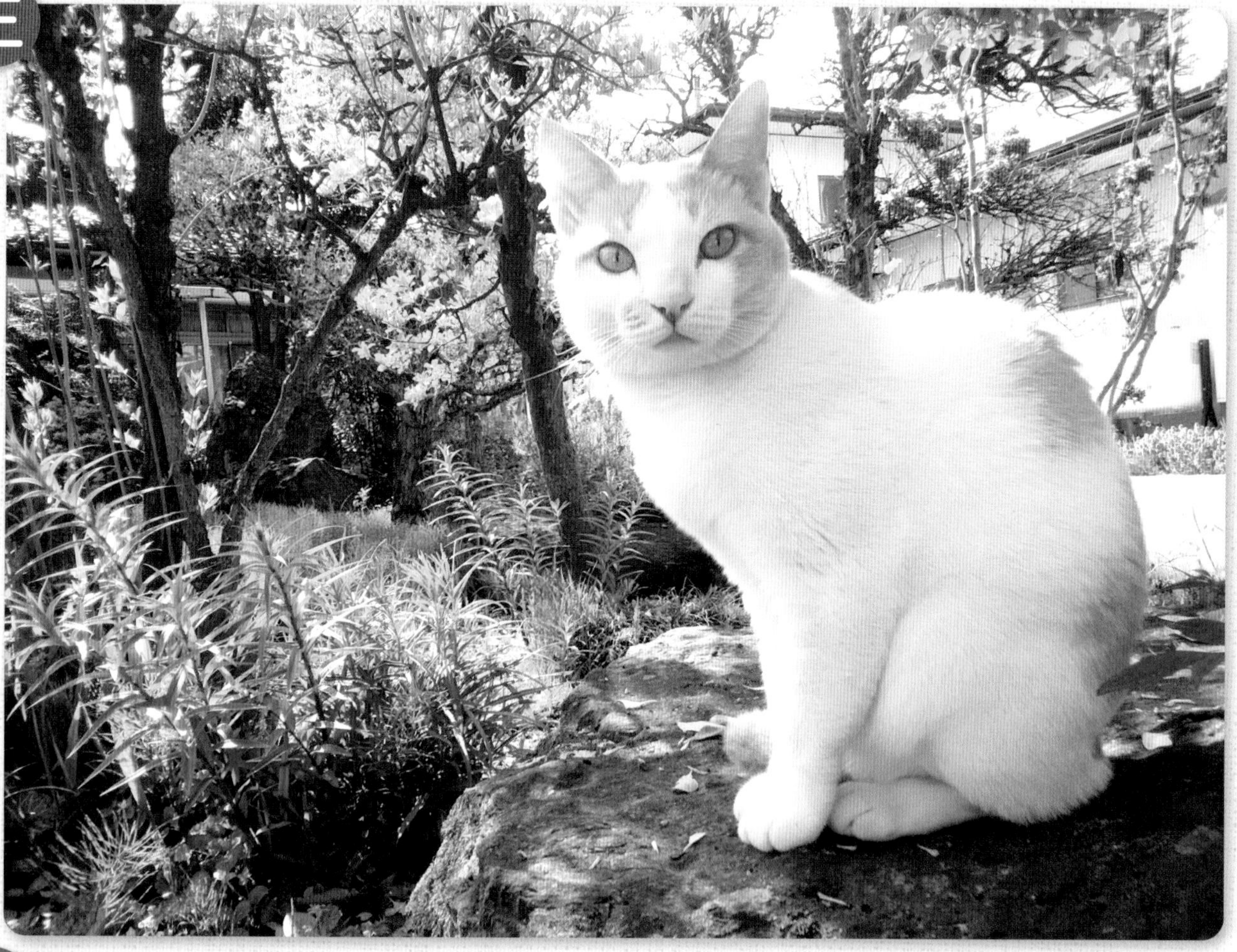

誤

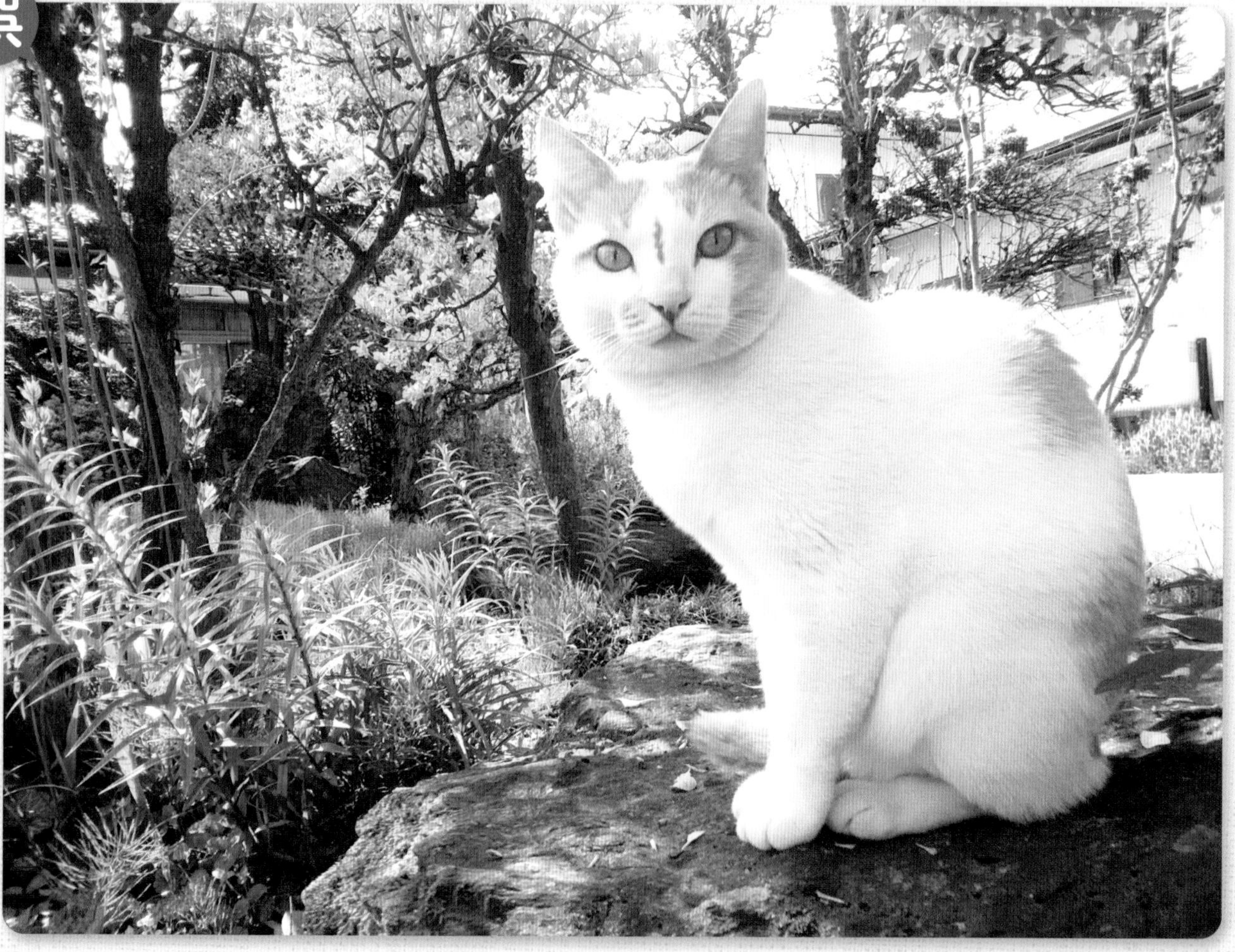

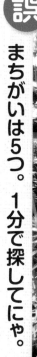

まちがいは5つ。1分で探してにゃ。

➡解答は64ページ

7 マイクねこ

次はねこふんじゃった、
歌いまーす

1分で見つけた数	個
全部見つけるまでの時間	分　秒

正

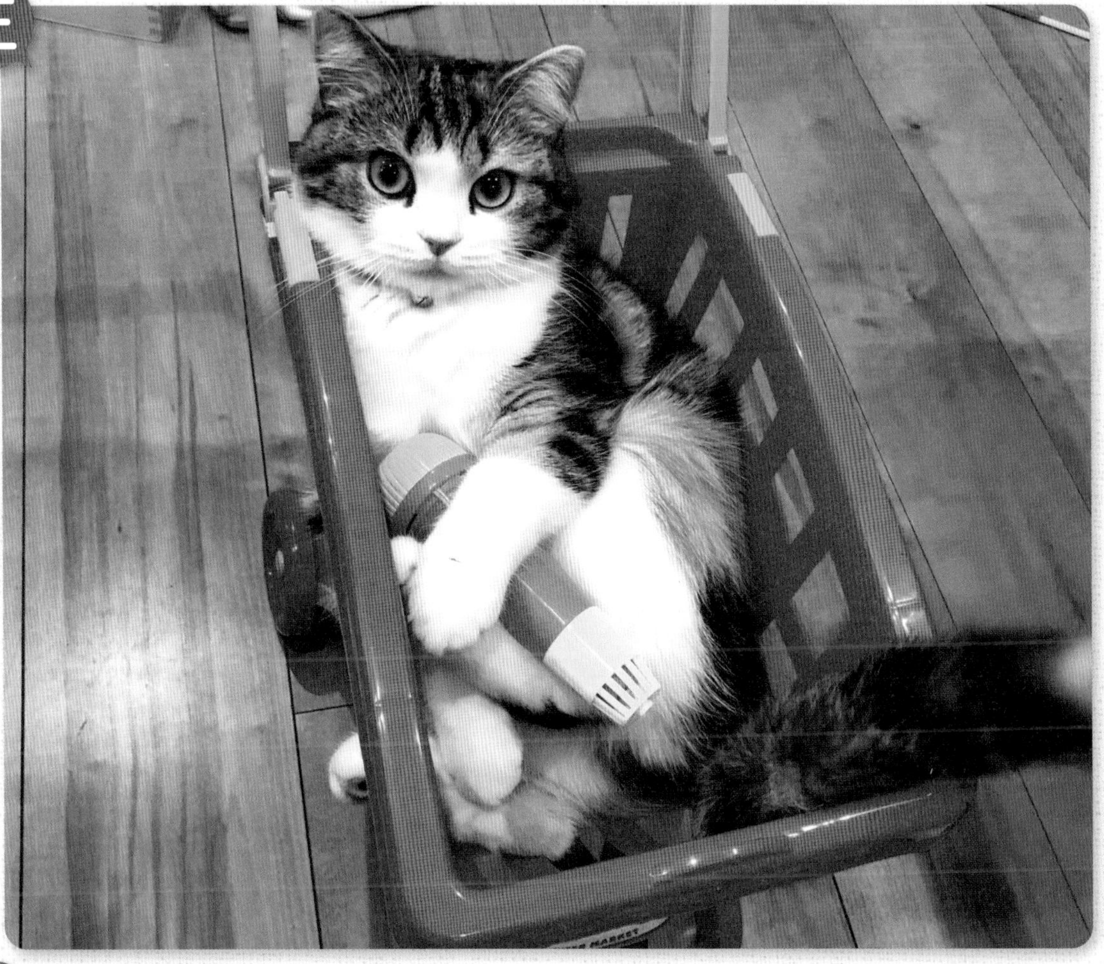

誤

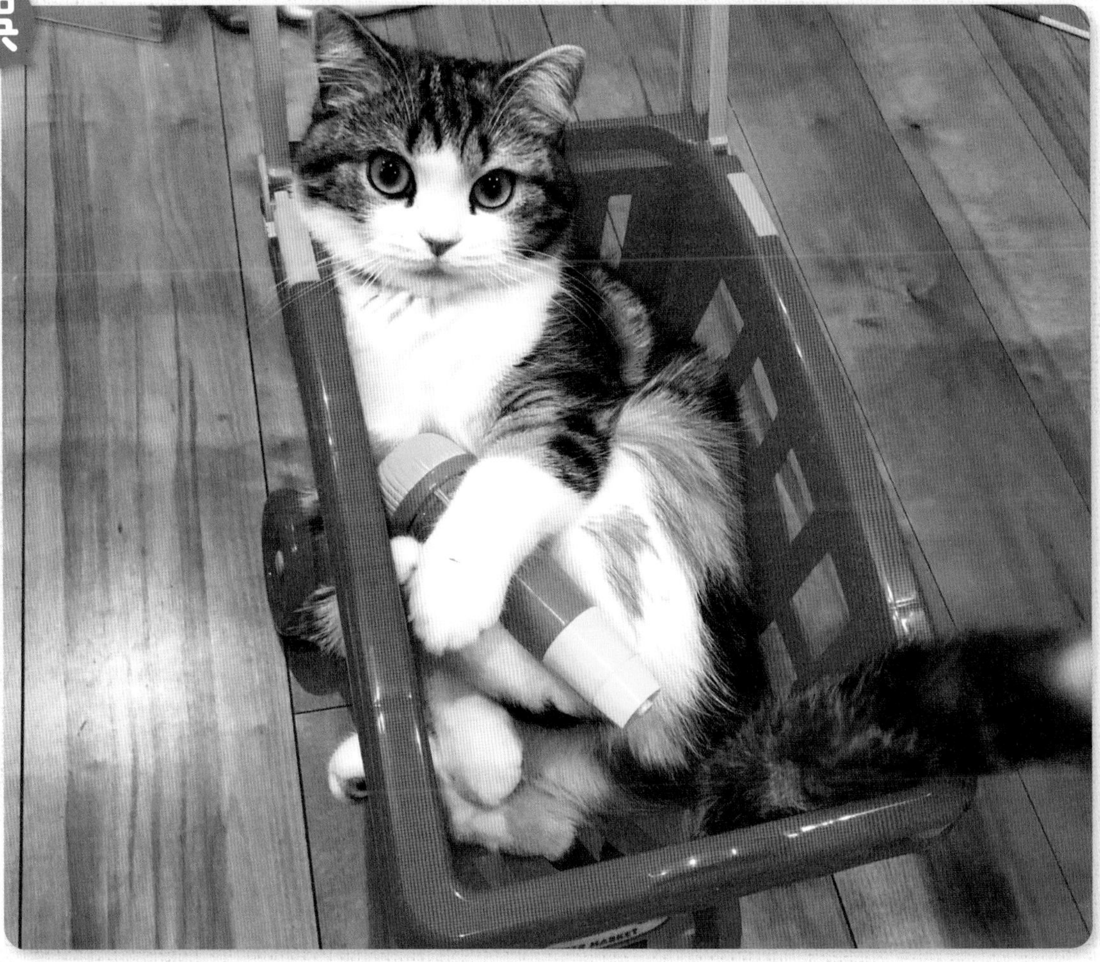

まちがいは5つ。1分で探してにゃ。

➡解答は64ページ

8 洗たくねこ

呼ばれて飛び出て
にゃにゃにゃにゃ〜ん

1分で見つけた数	個
全部見つけるまでの時間	分　秒

正

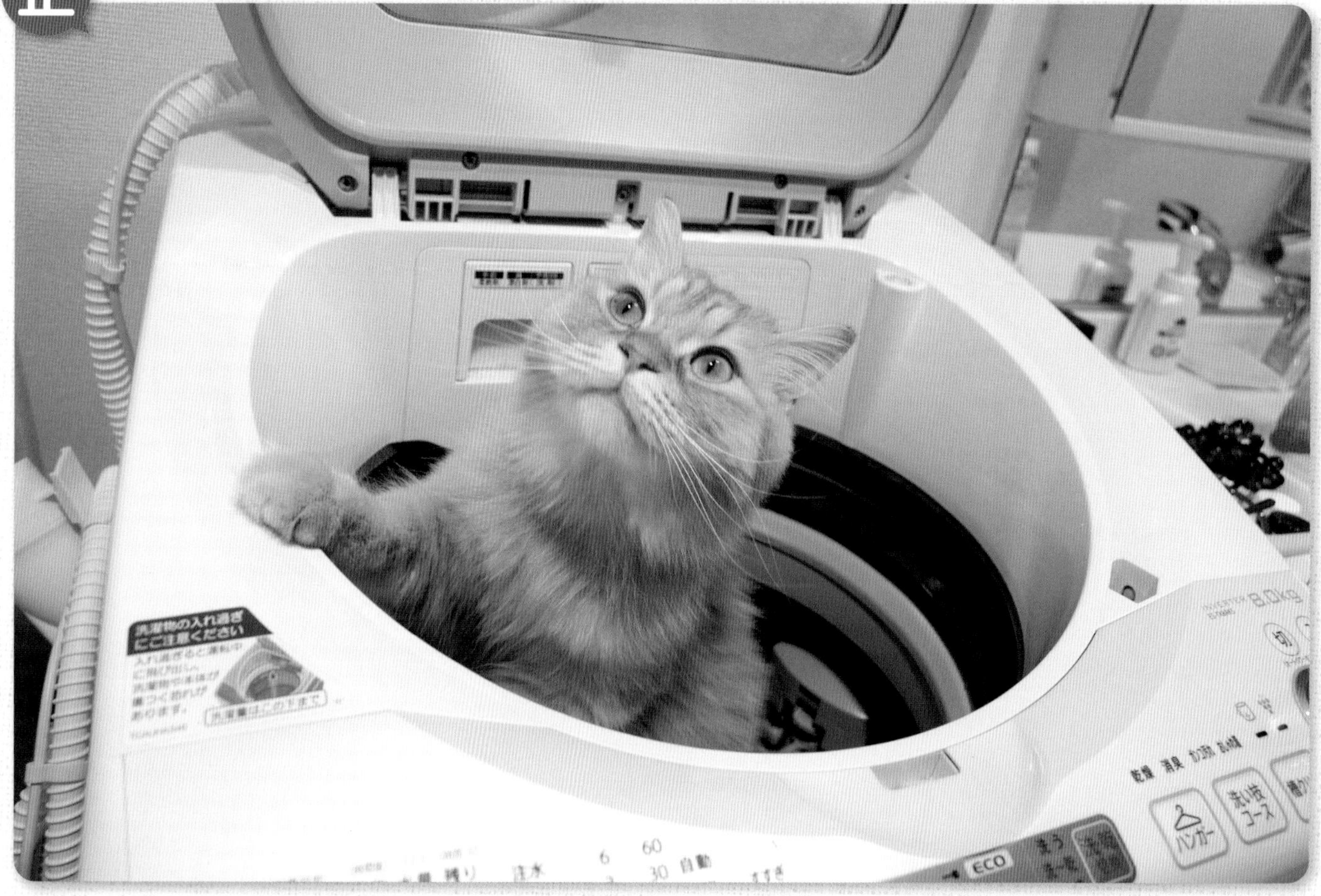

誤　まちがいは5つ。1分で探してにゃ。

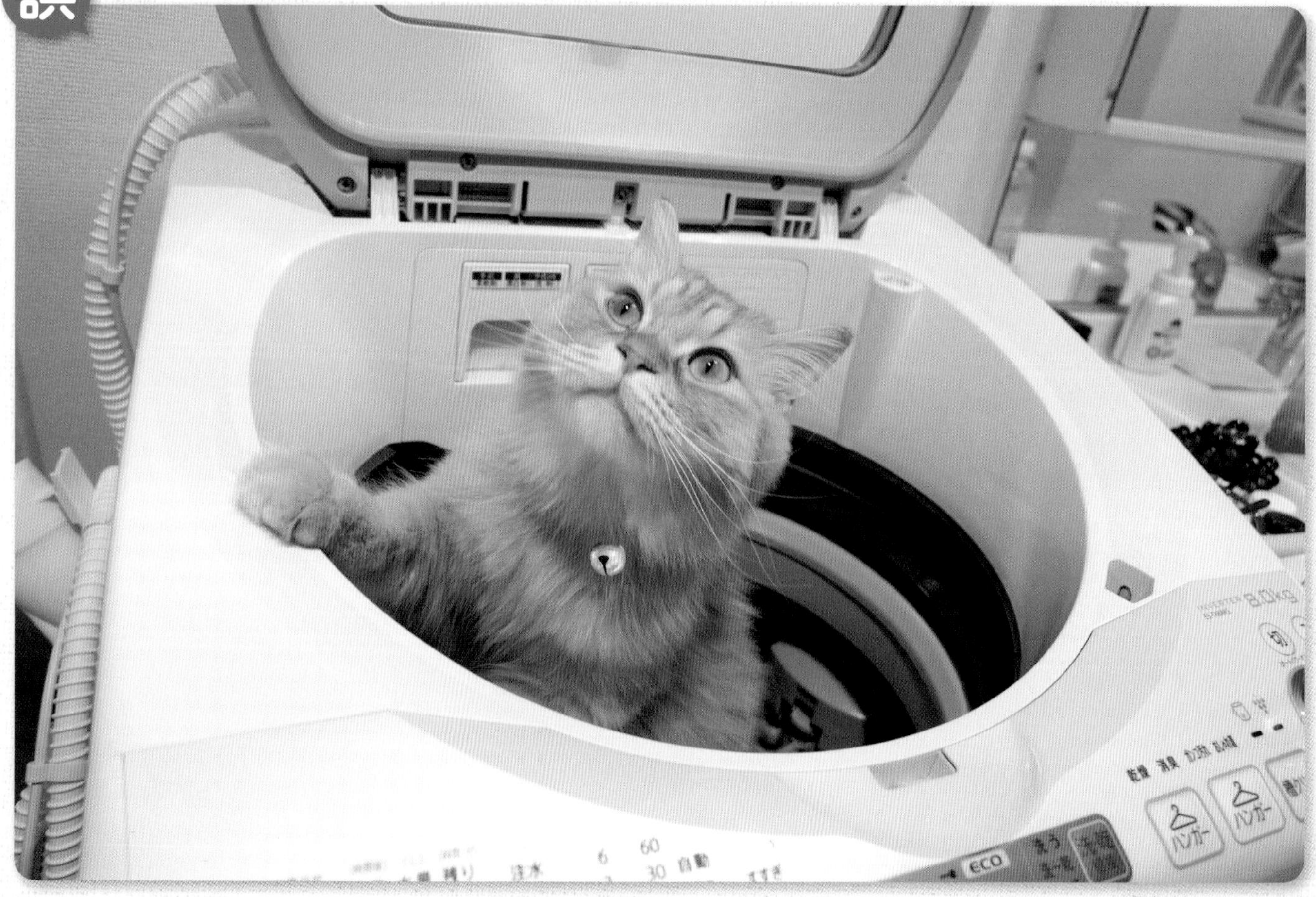

➡解答は65ページ

9 ドリルねこ

必殺！ ねこドリルをくらうにゃ!!

1分で見つけた数	個
全部見つけるまでの時間	分　秒

正

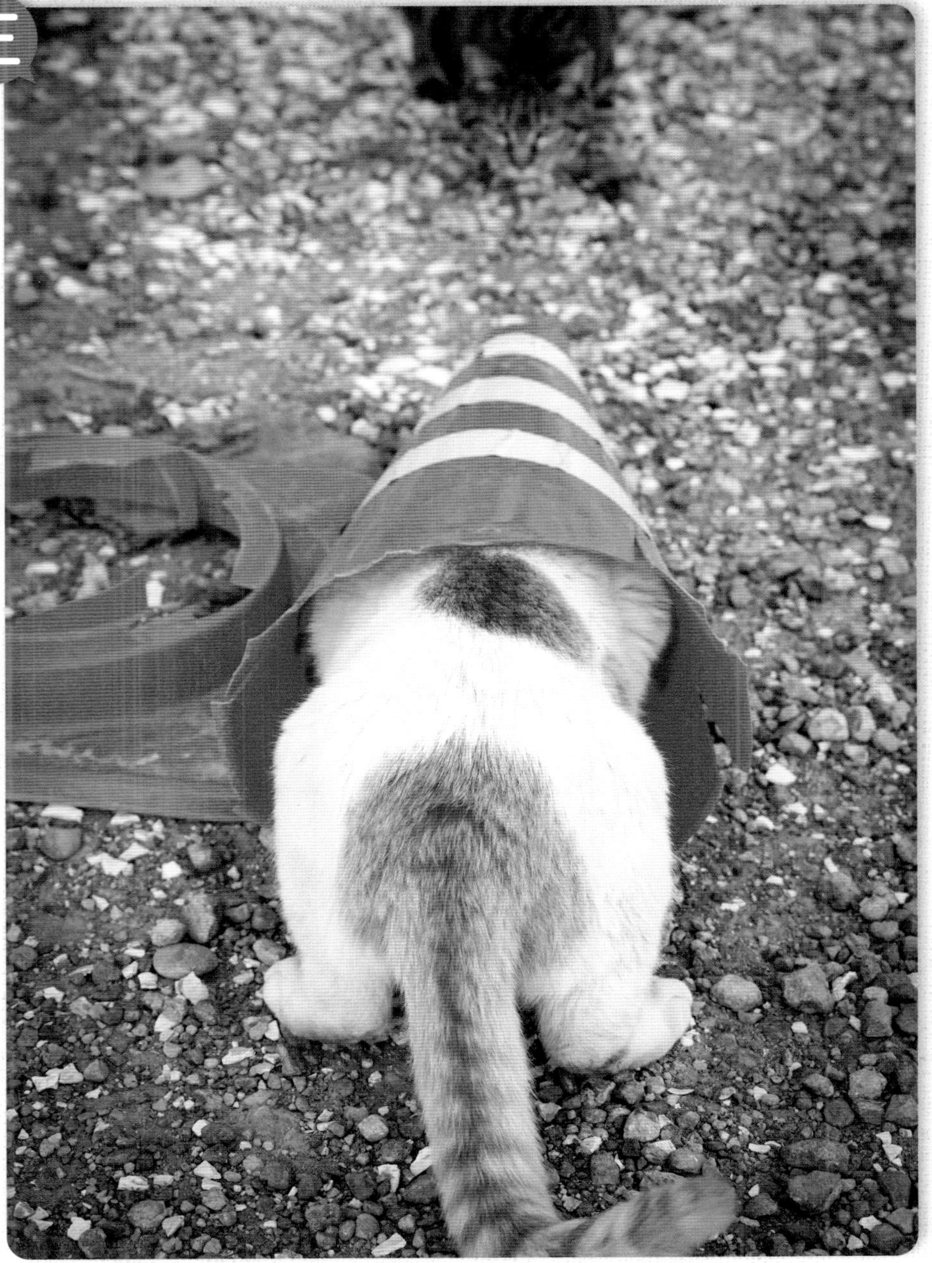

まちがいは5つ。1分で探してにゃ。

誤

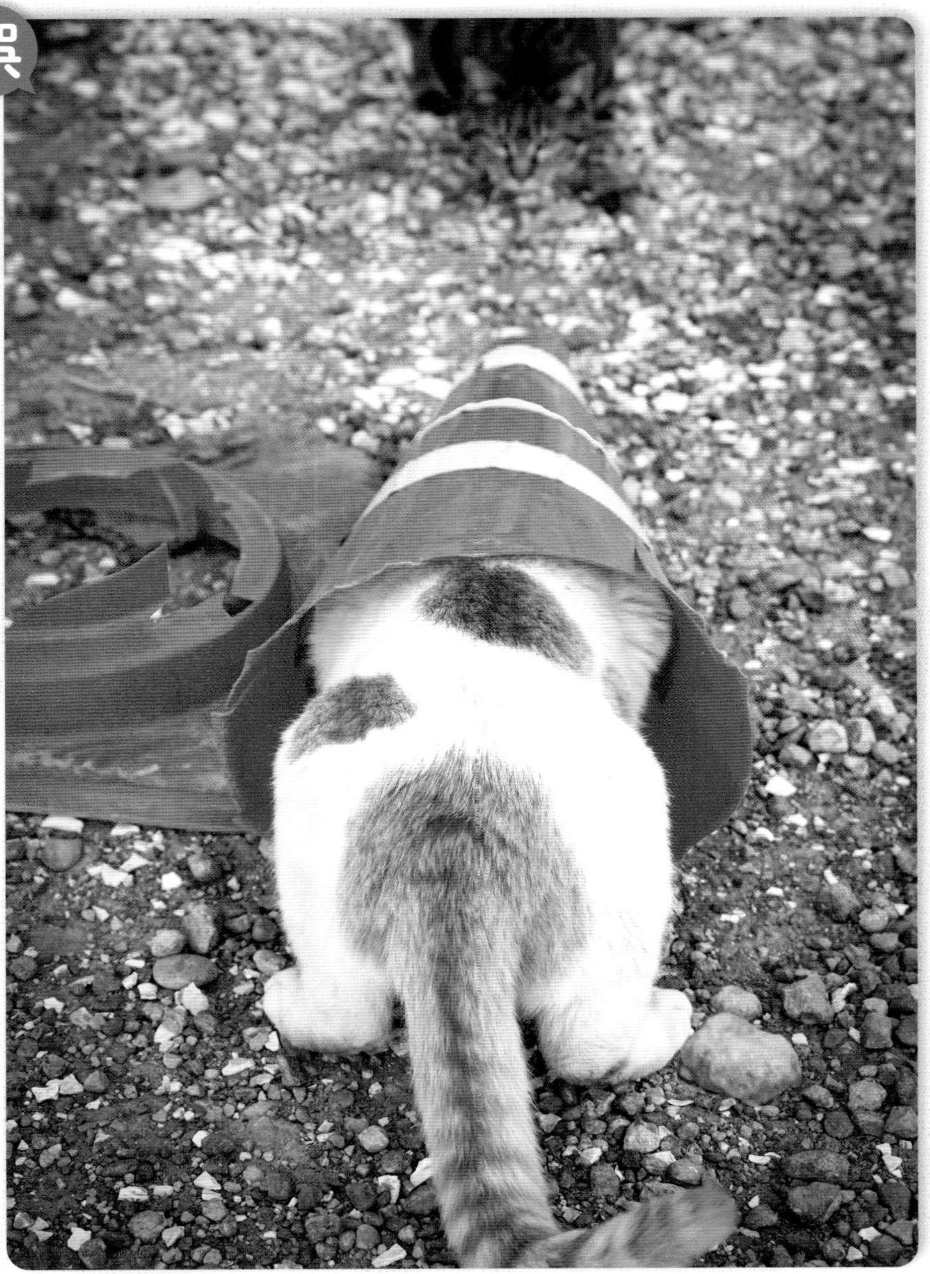

➡解答は65ページ

10 ハロウィンねこ

1分で見つけた数	個
全部見つけるまでの時間	分　秒

トリック・オア・トリート！
お菓子をくれなきゃ
松ぼっくりにするにゃ

正

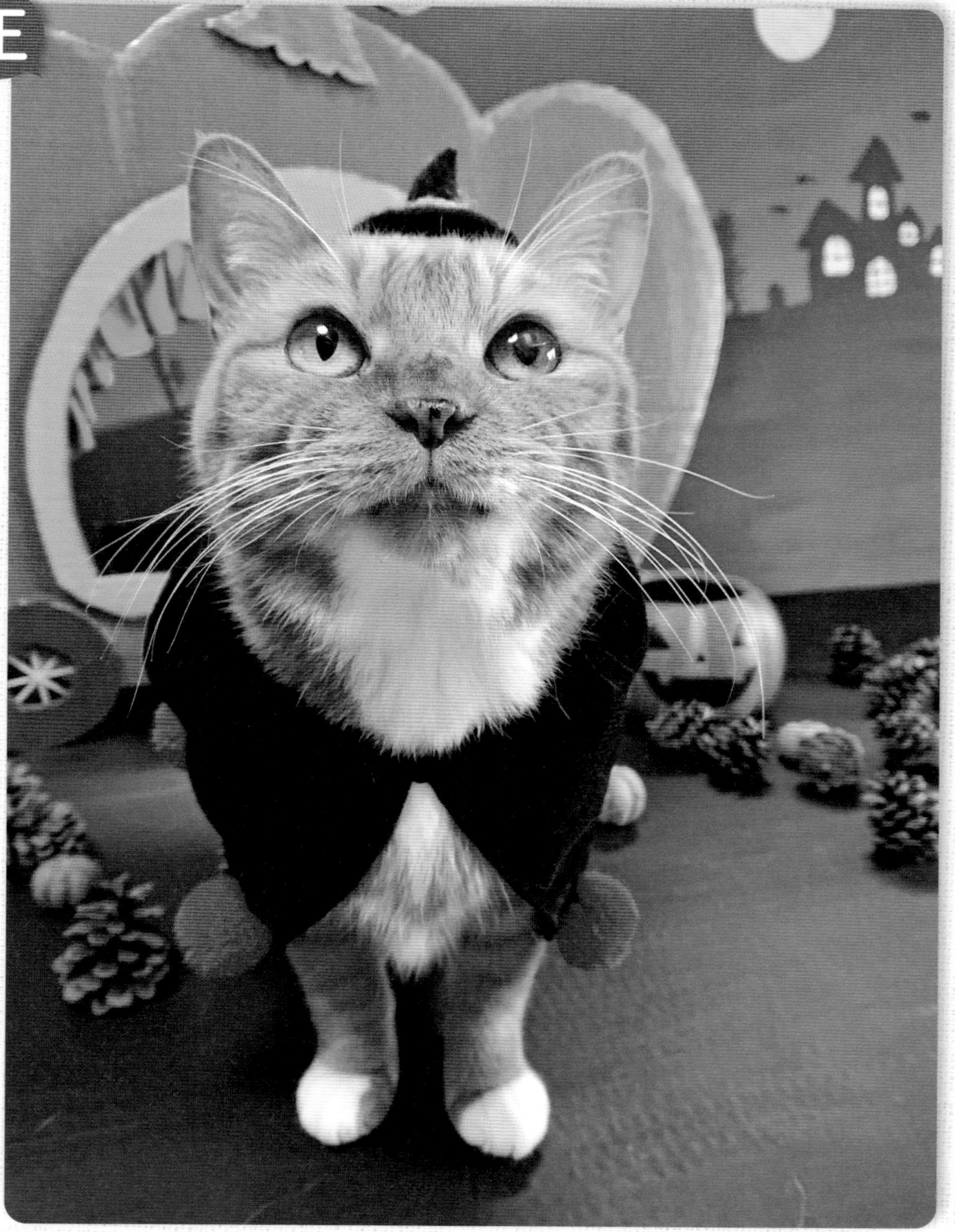

まちがいは5つ。1分で探してにゃ。

誤

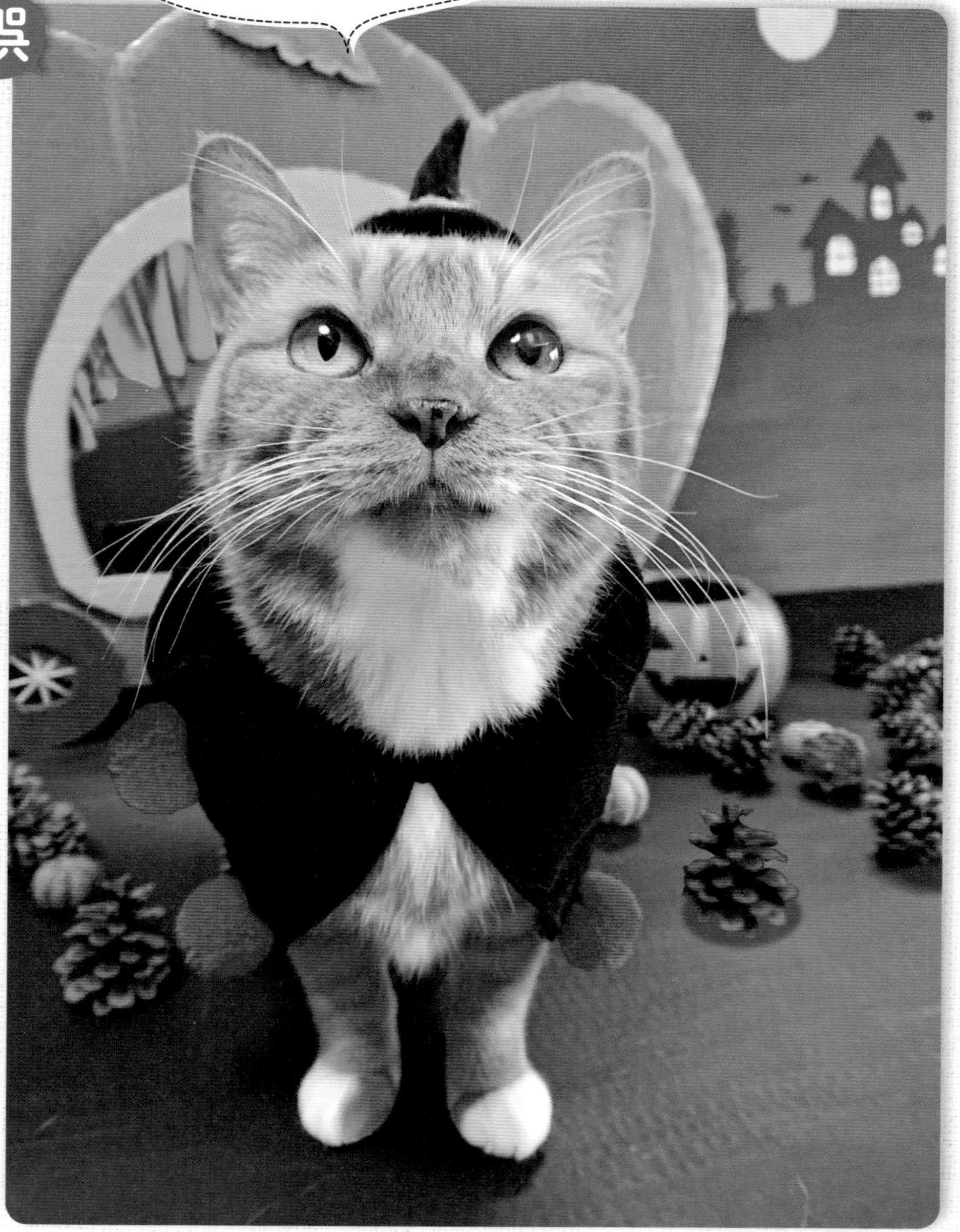

➡解答は65ページ

11 タッチねこ

手のぬくもり
感じるにゃ〜

1分で見つけた数	個
全部見つけるまでの時間	分　秒

正

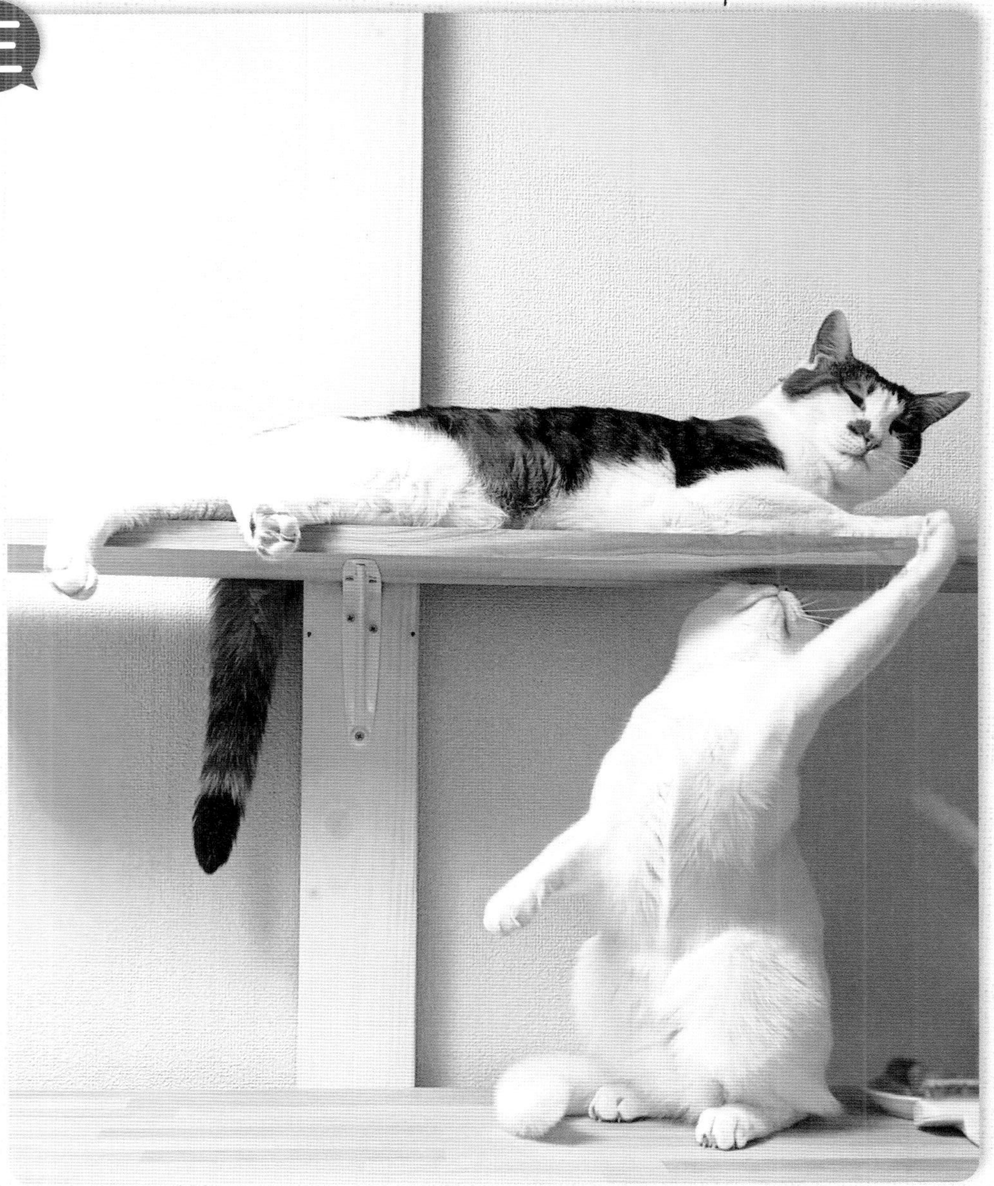

誤

まちがいは5つ。1分で探してにゃ。

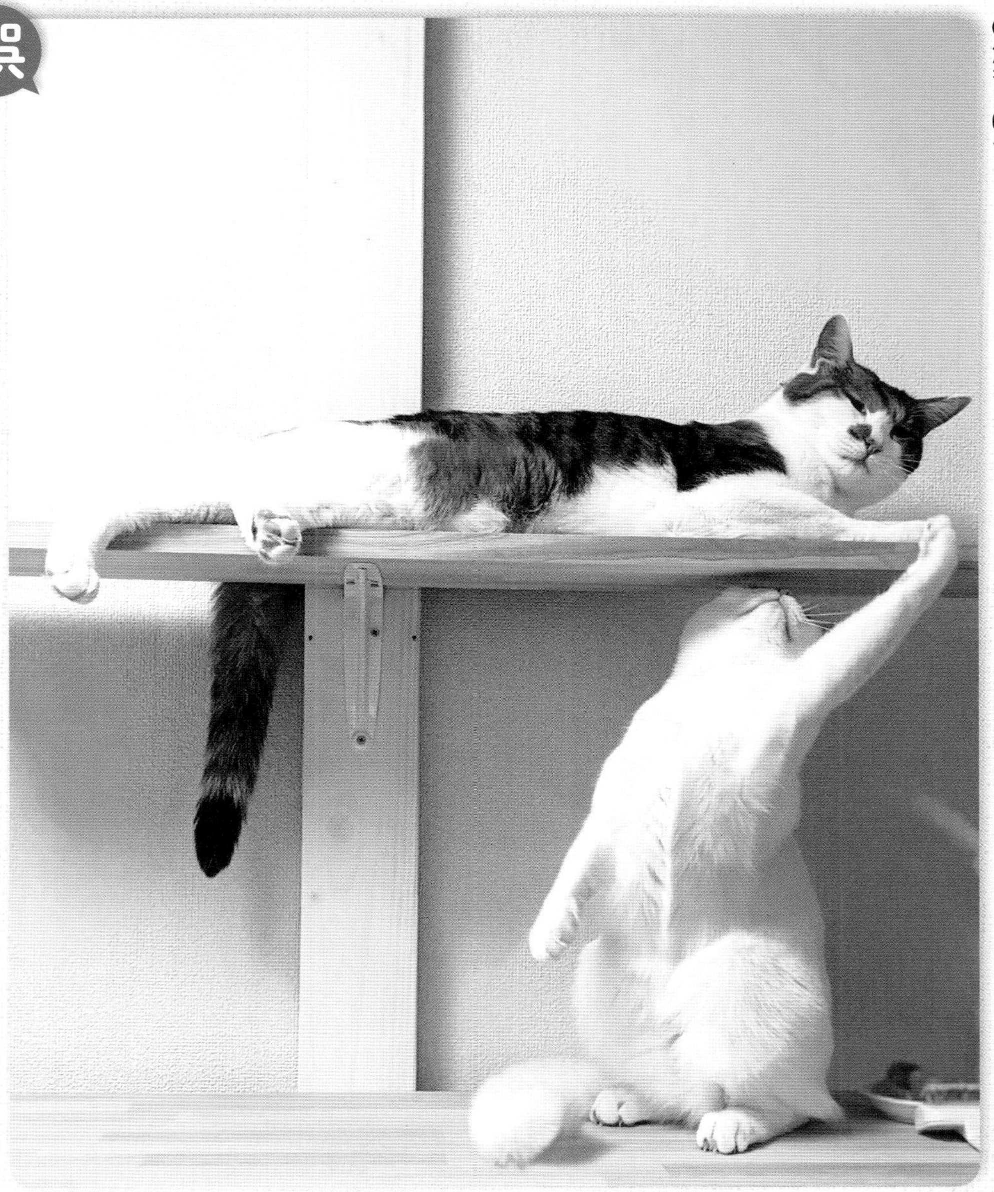

➡解答は65ページ

12 新体操ねこ

誰か、絡んだリボンを
取ってください

1分で見つけた数	個
全部見つけるまでの時間	分　秒

正

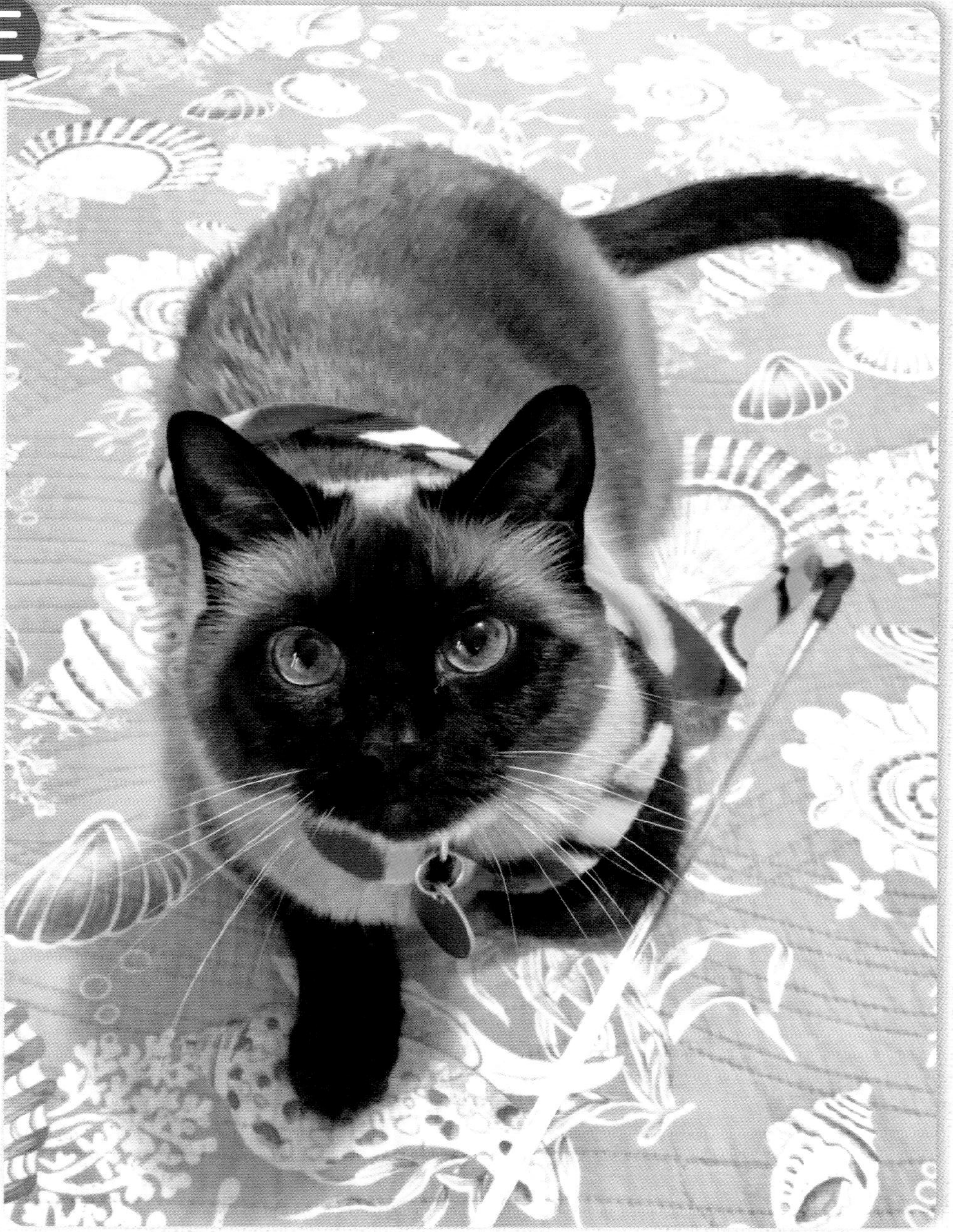

誤

まちがいは5つ。1分で探してにゃ。

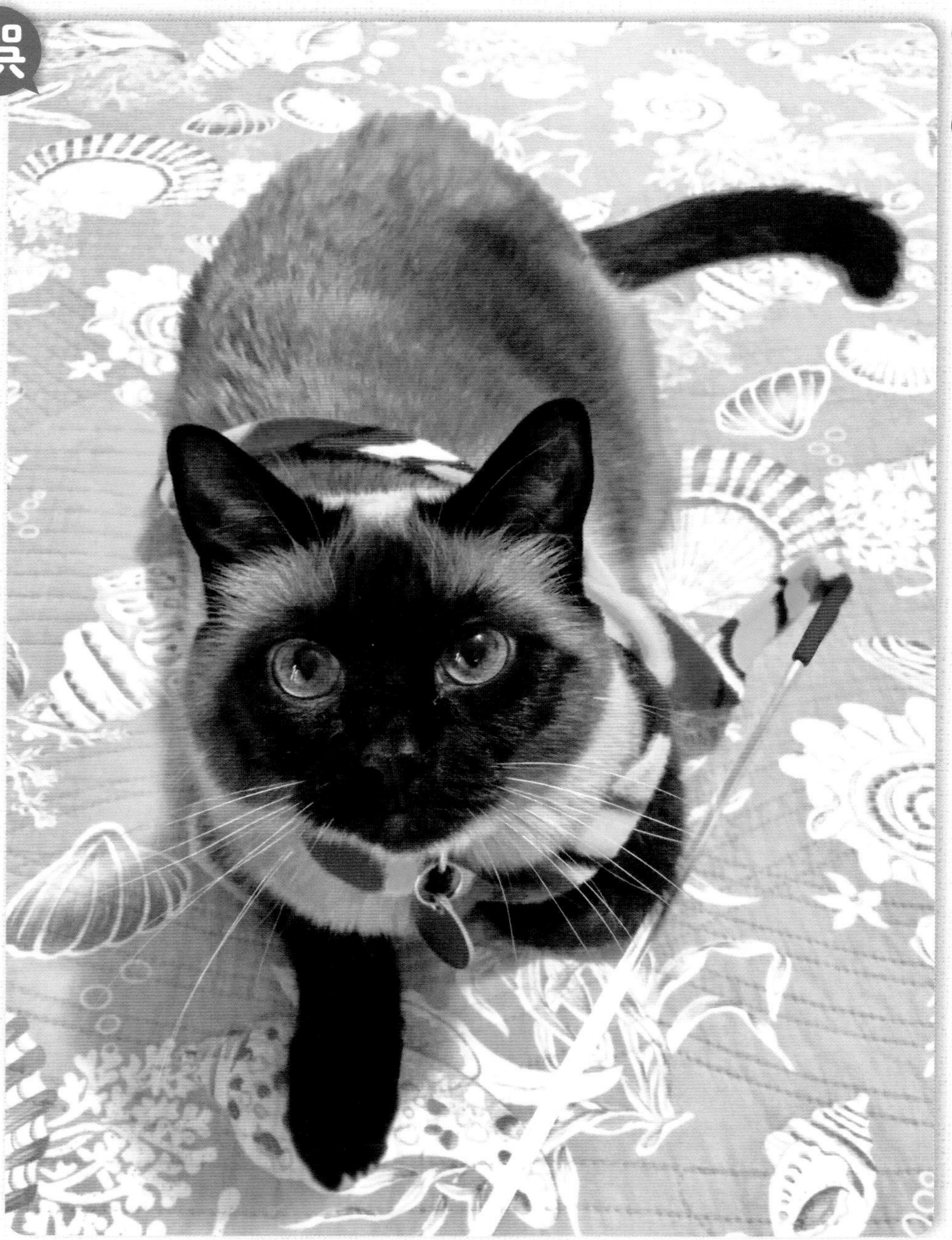

➡解答は65ページ

13 真顔ねこ

それでは、
次のニュースです

正

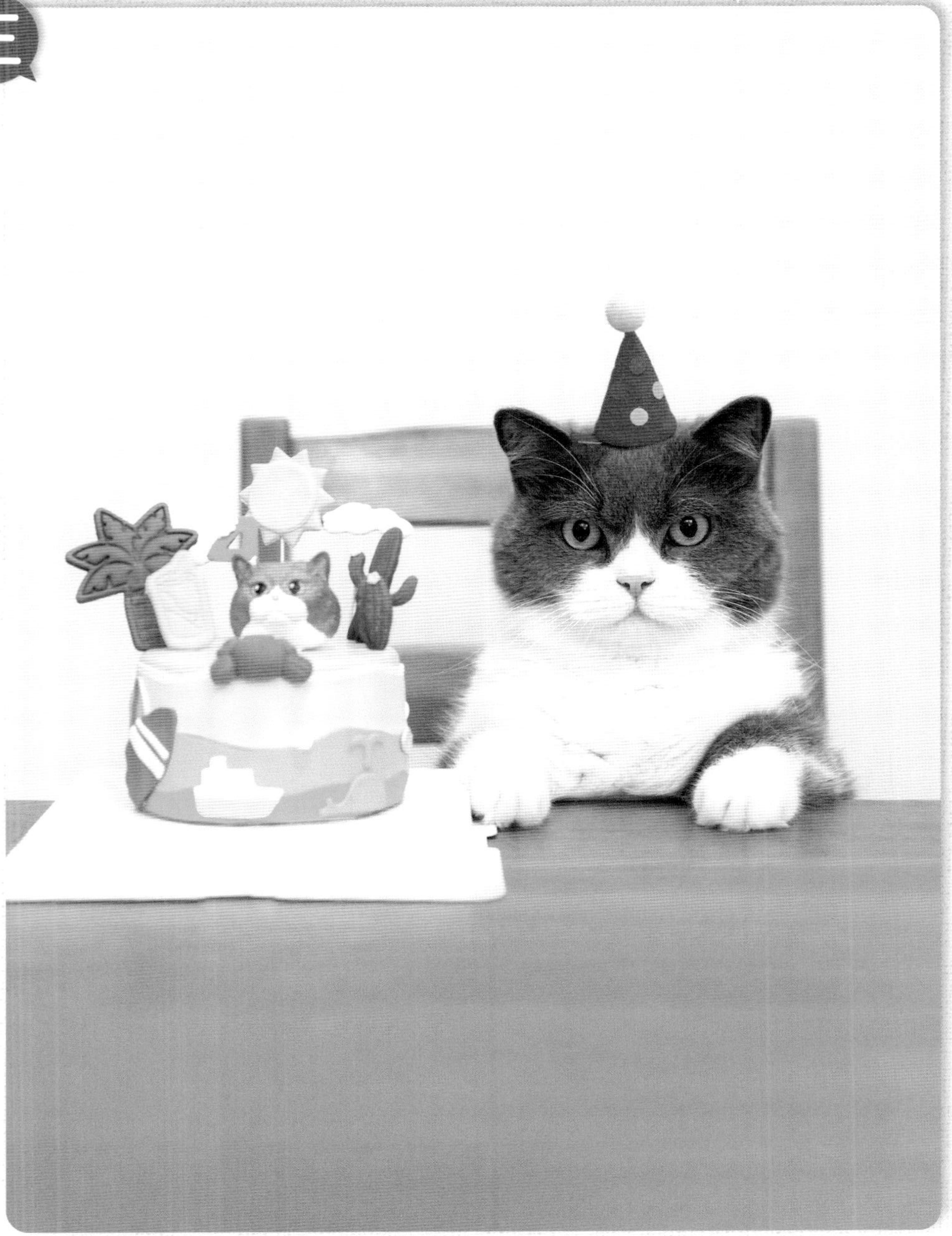

誤

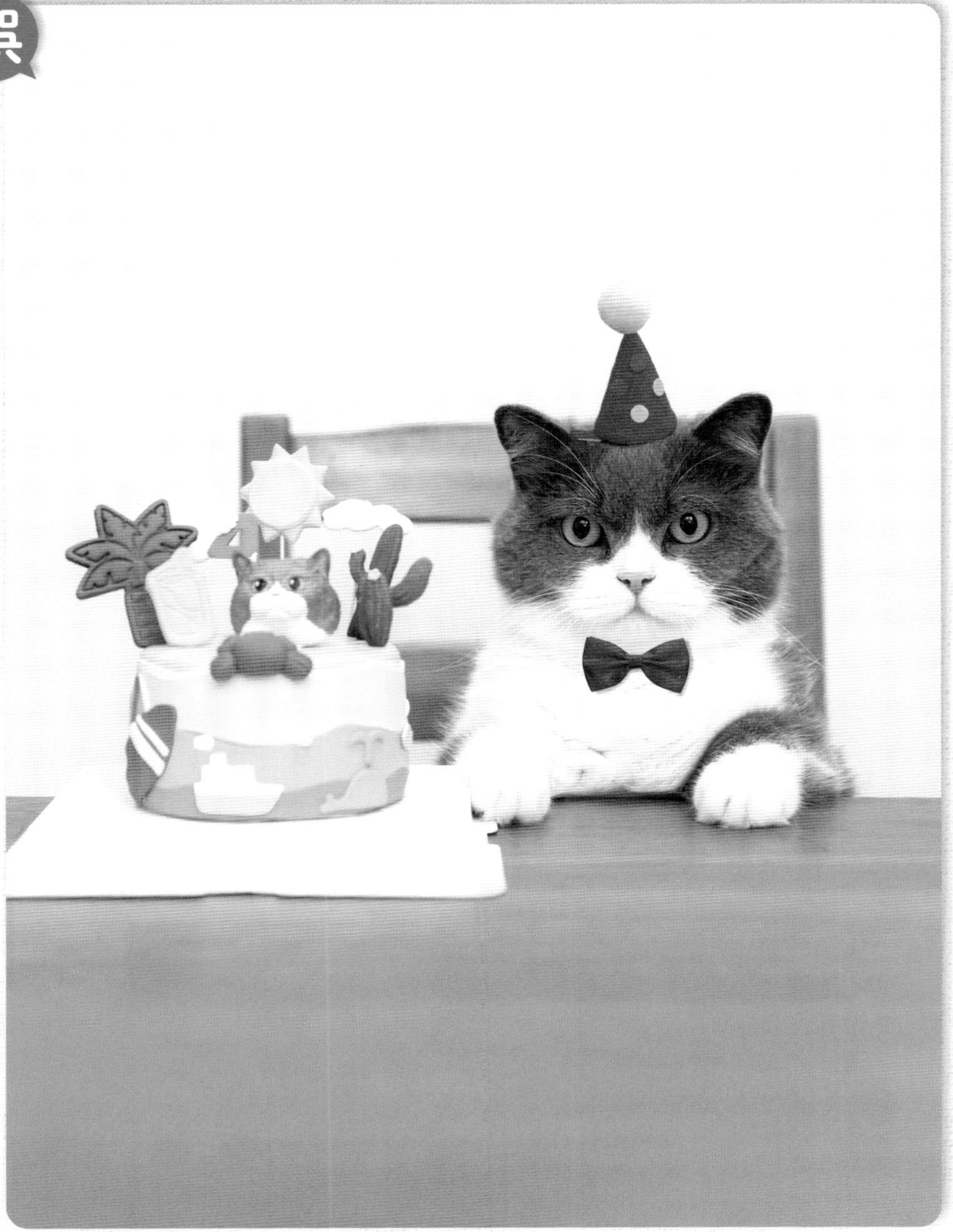

まちがいは5つ。1分で探してにゃ。

1分で見つけた数		個
全部見つけるまでの時間	分	秒

➡解答は65ページ

14 報告ねこ

今、ネズミさんが
そこを通ったの

1分で見つけた数	個
全部見つけるまでの時間	分　秒

正

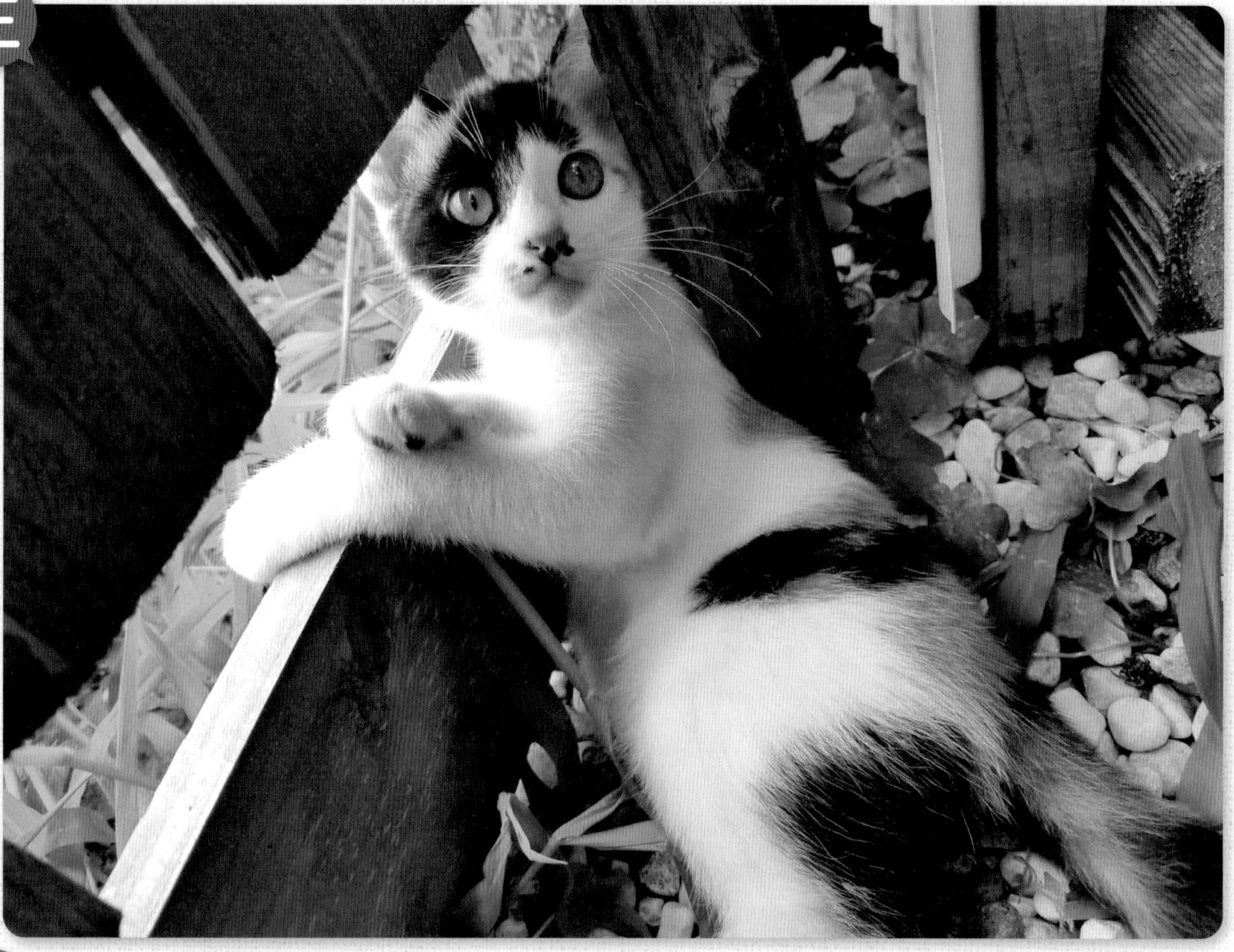

誤

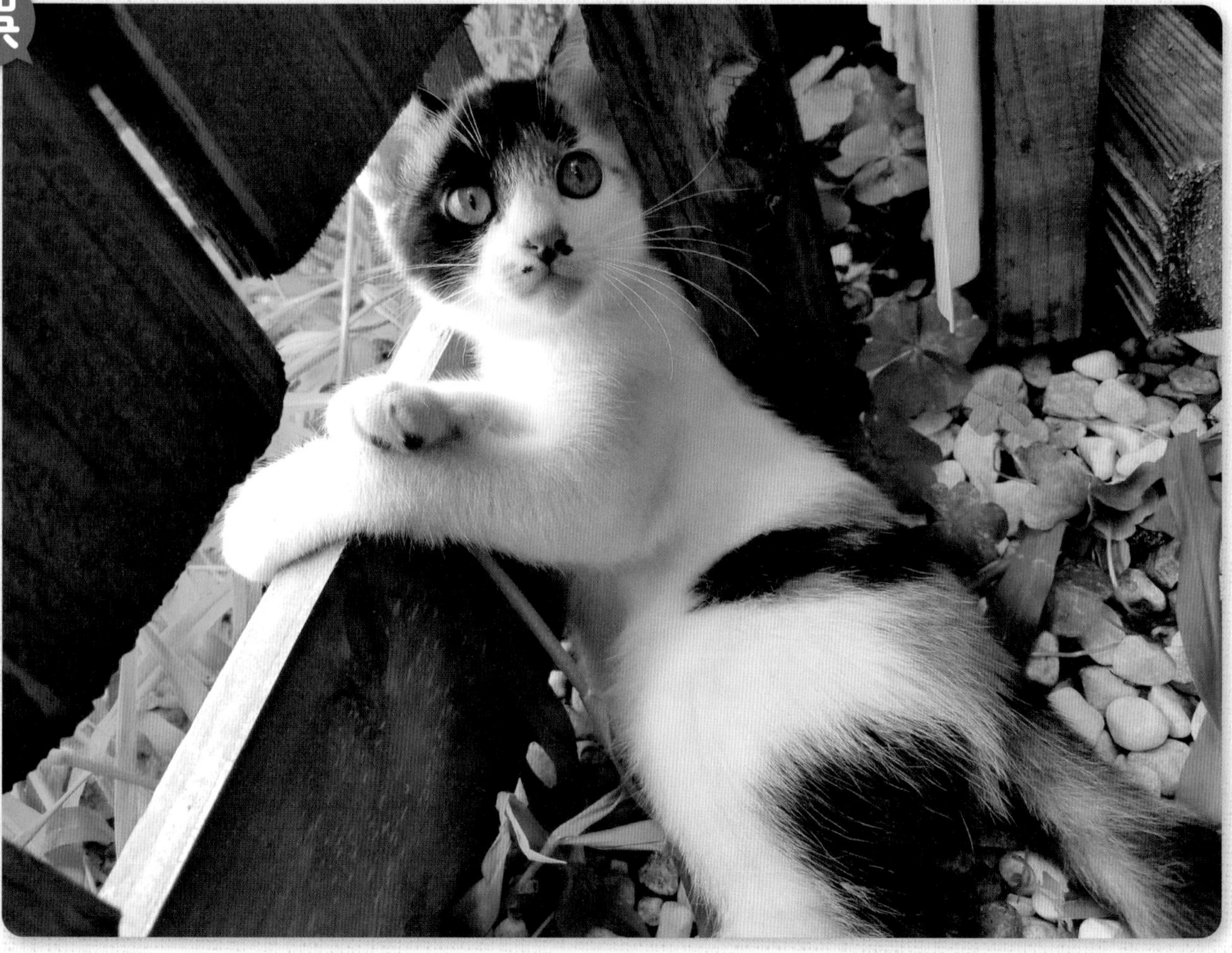

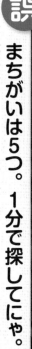

まちがいは5つ。1分で探してにゃ。

➡解答は66ページ

15 味見ねこ

鼻水しょっぱい

1分で見つけた数	個
全部見つけるまでの時間	分　秒

正

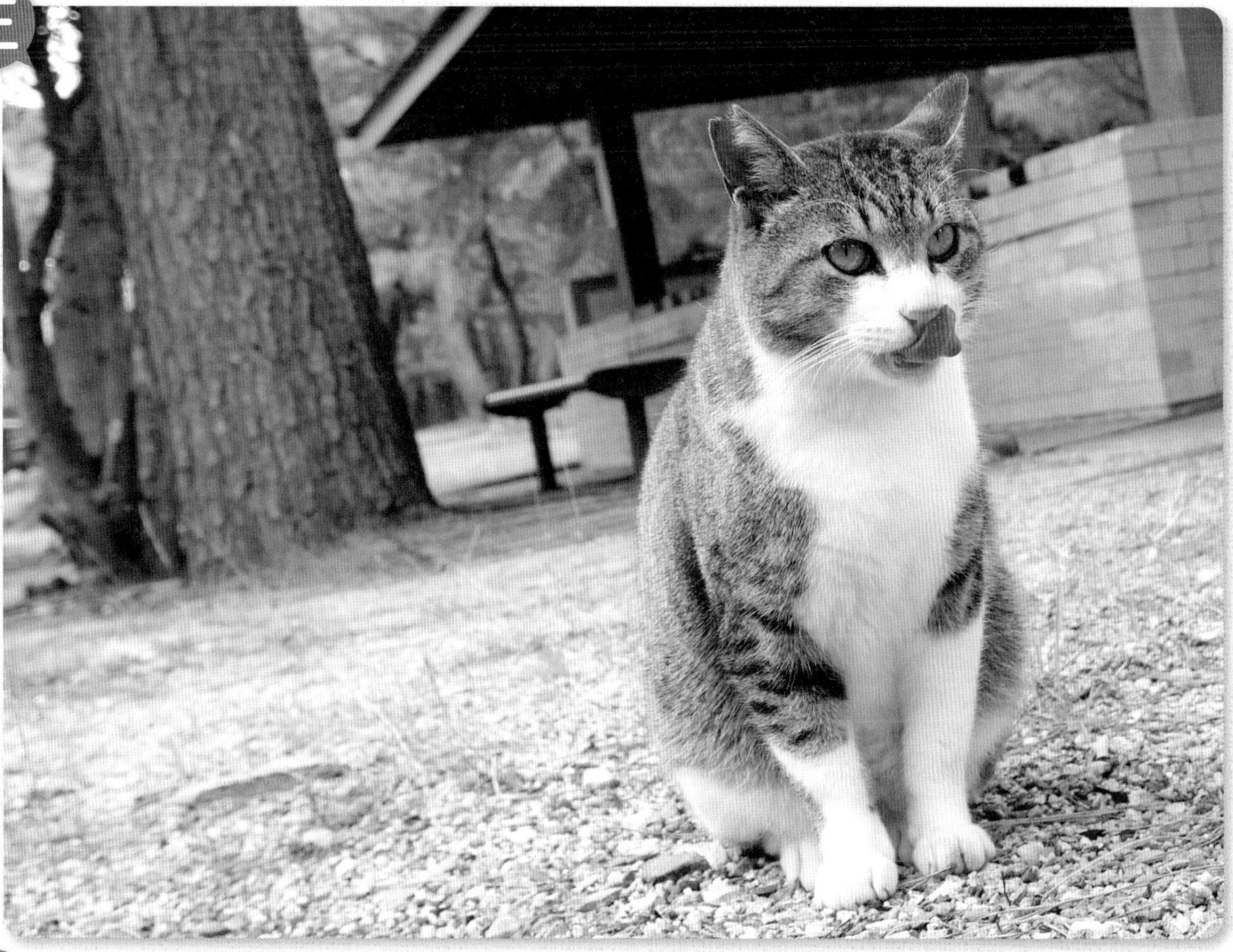

誤

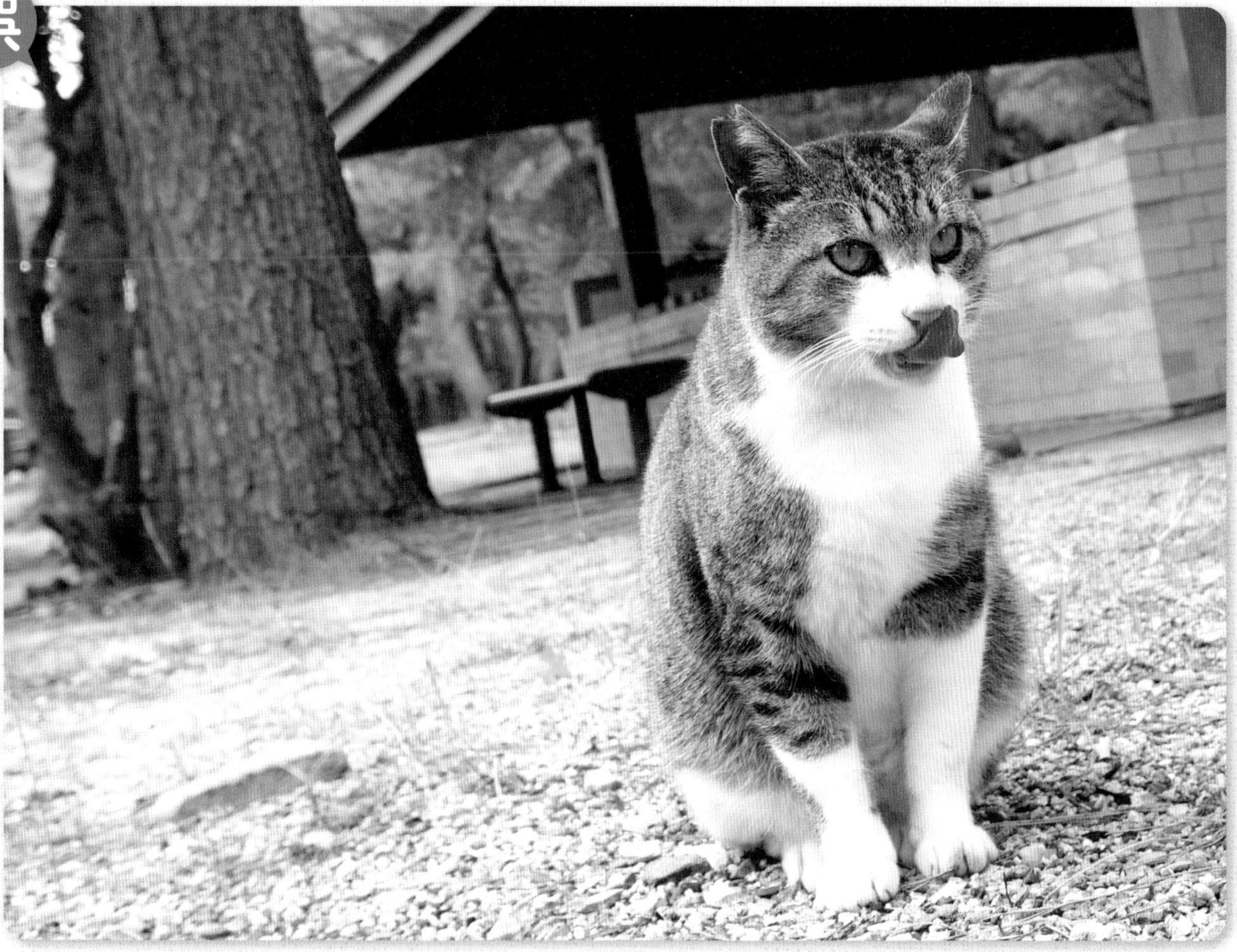

まちがいは5つ。1分で探してにゃ。

➡解答は66ページ

16 毛糸ねこ

ニャール100%の
毛糸だよ

1分で見つけた数	個
全部見つけるまでの時間	分　秒

正

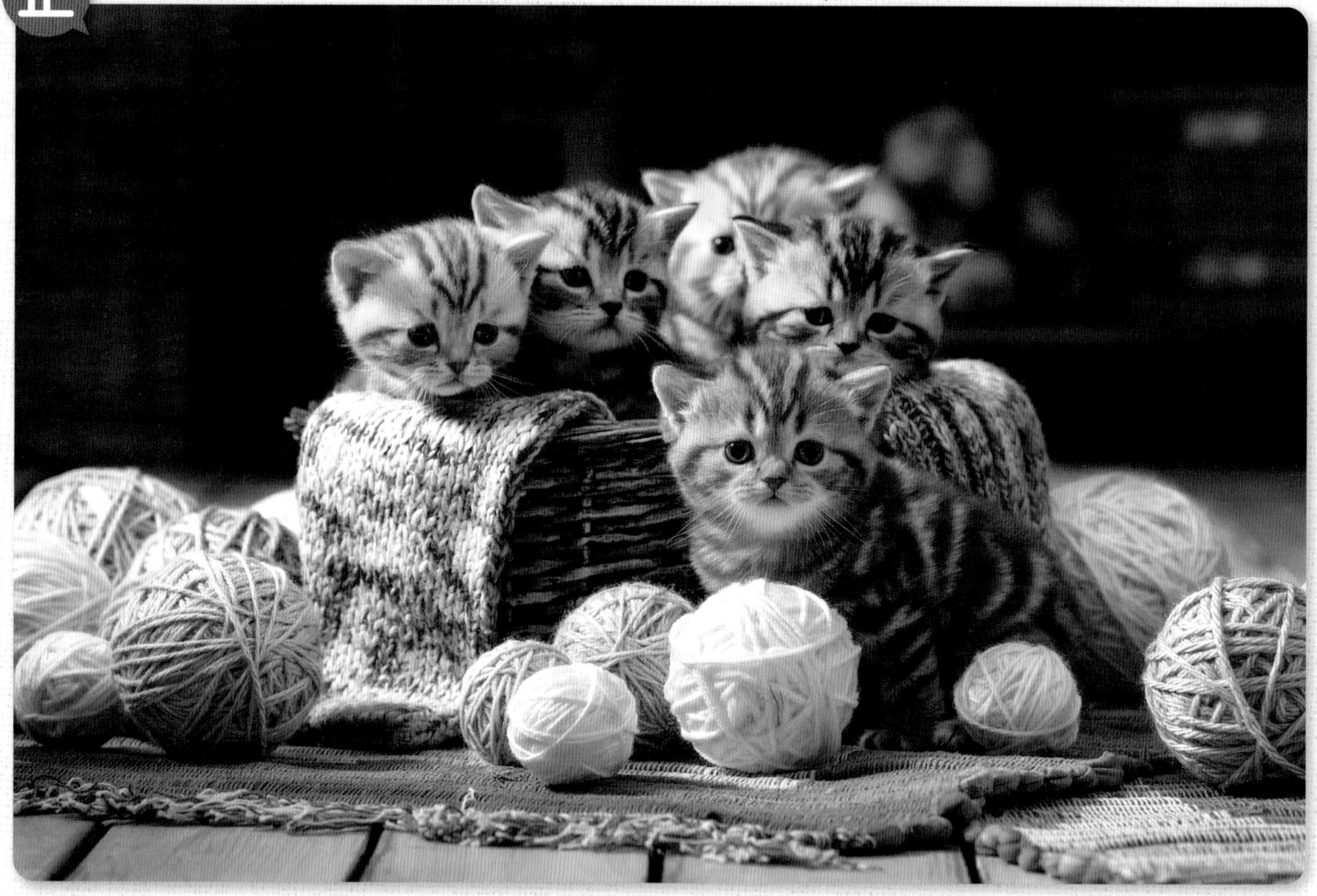

誤　まちがいは5つ。1分で探してにゃ。

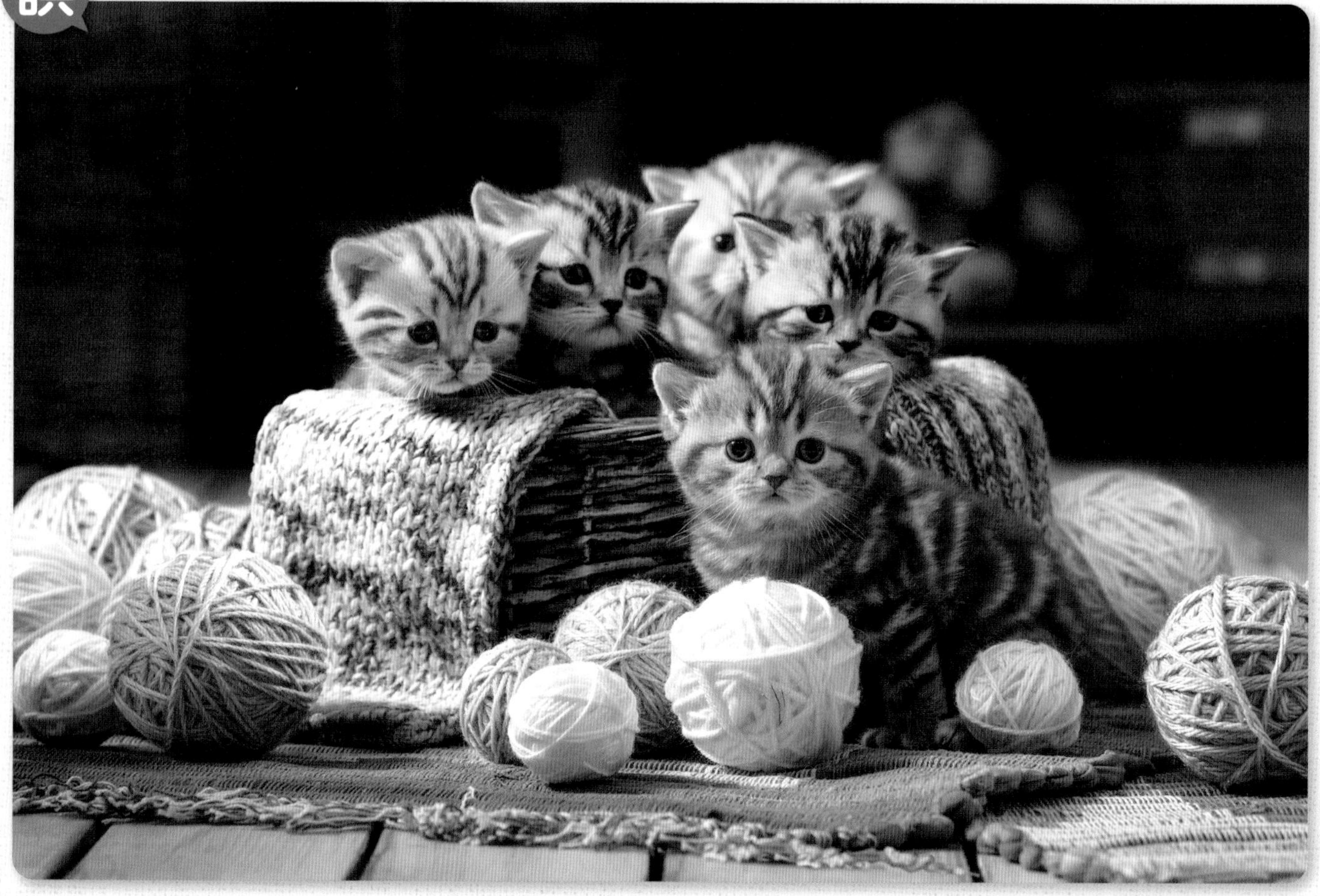

➡解答は66ページ

17

ニャイオンキング

わたしが
百獣の王にゃ

正

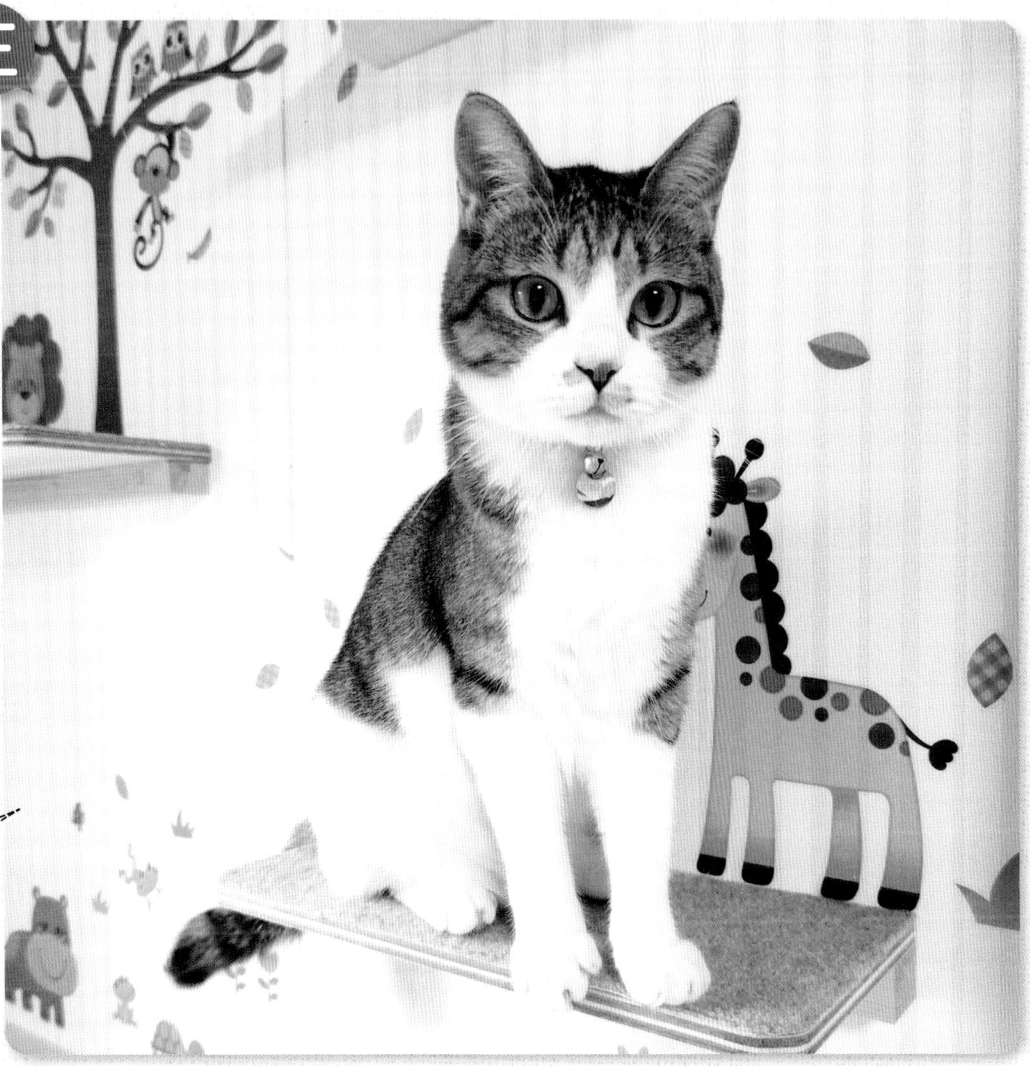

誤

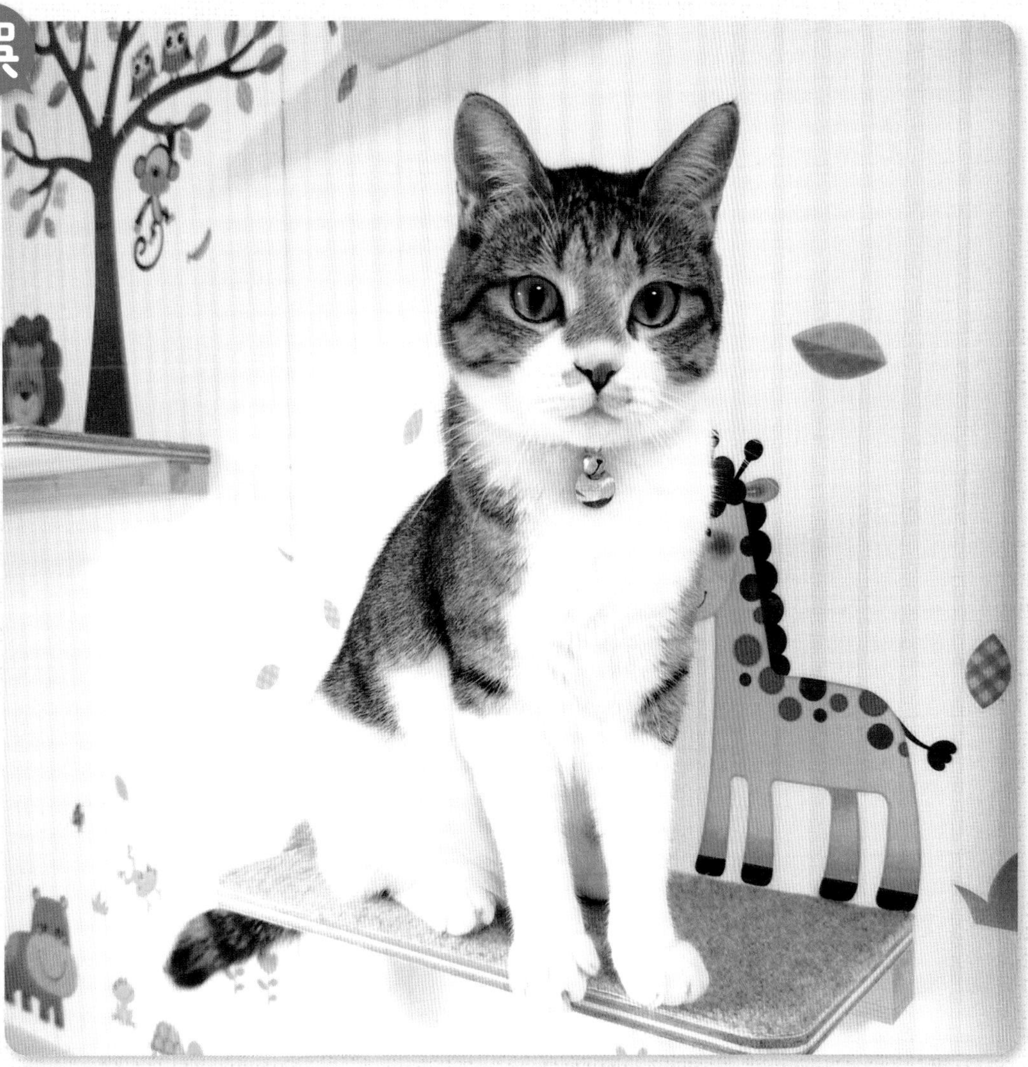

まちがいは5つ。1分で探してにゃ。

1分で見つけた数	個
全部見つけるまでの時間	分　秒

➡解答は66ページ

18 朝ヨガねこ

正

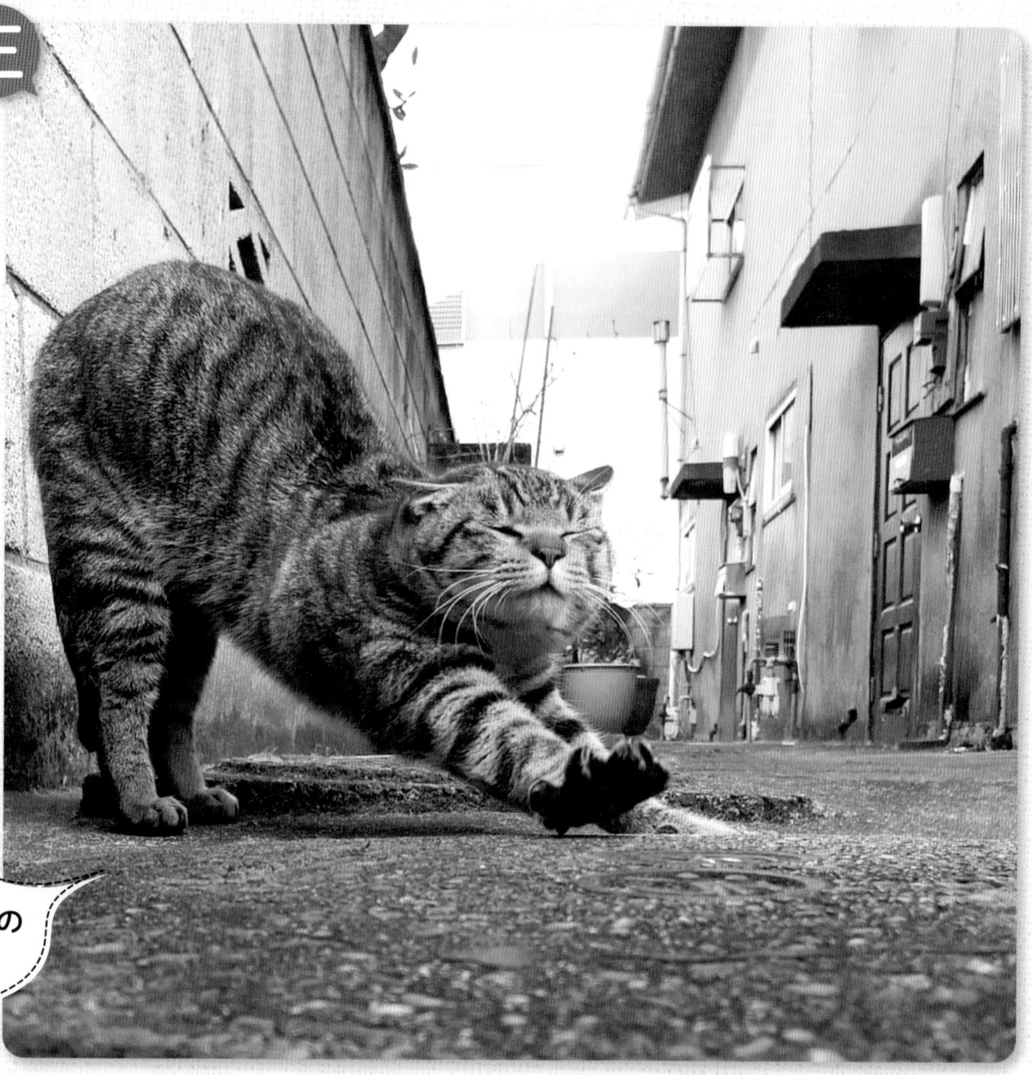

これがねこのポーズの
お手本にゃ

誤

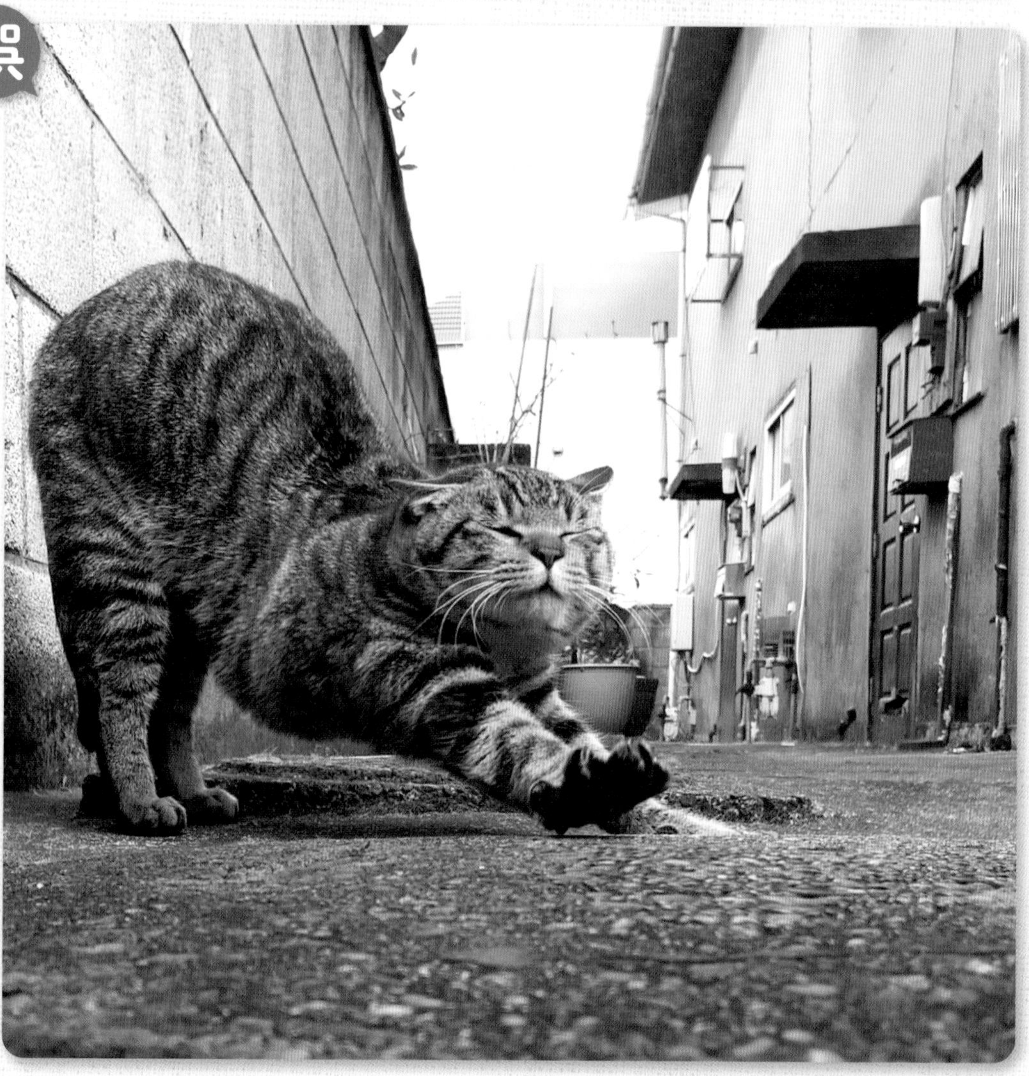

まちがいは5つ。1分で探してにゃ。

1分で見つけた数	個
全部見つけるまでの時間	分　秒

➡解答は66ページ

19 野次馬ねこ

ロケットの
打ち上げ成功です

1分で見つけた数	個
全部見つけるまでの時間	分　秒

正

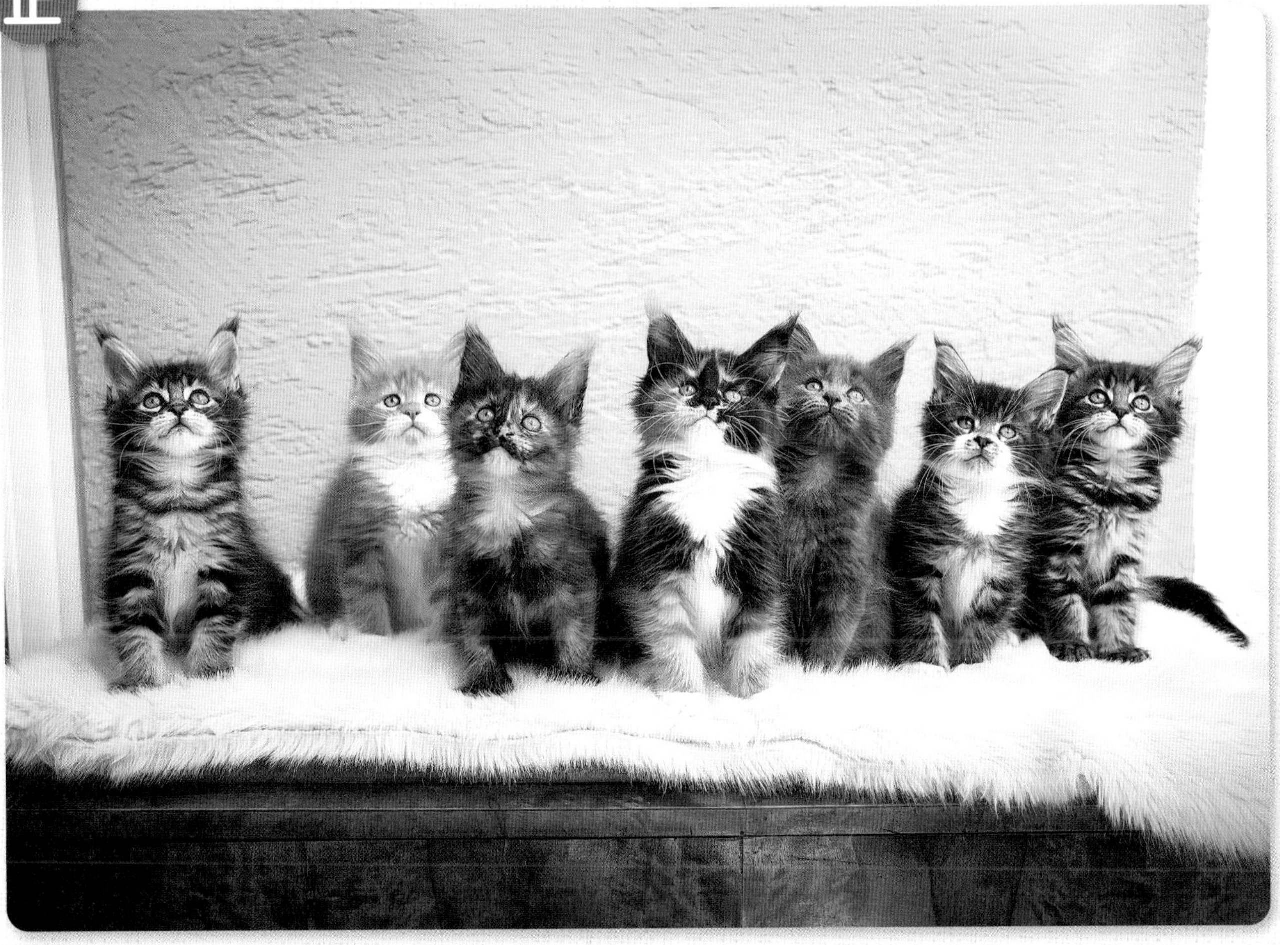

誤

まちがいは5つ。1分で探してにゃ。

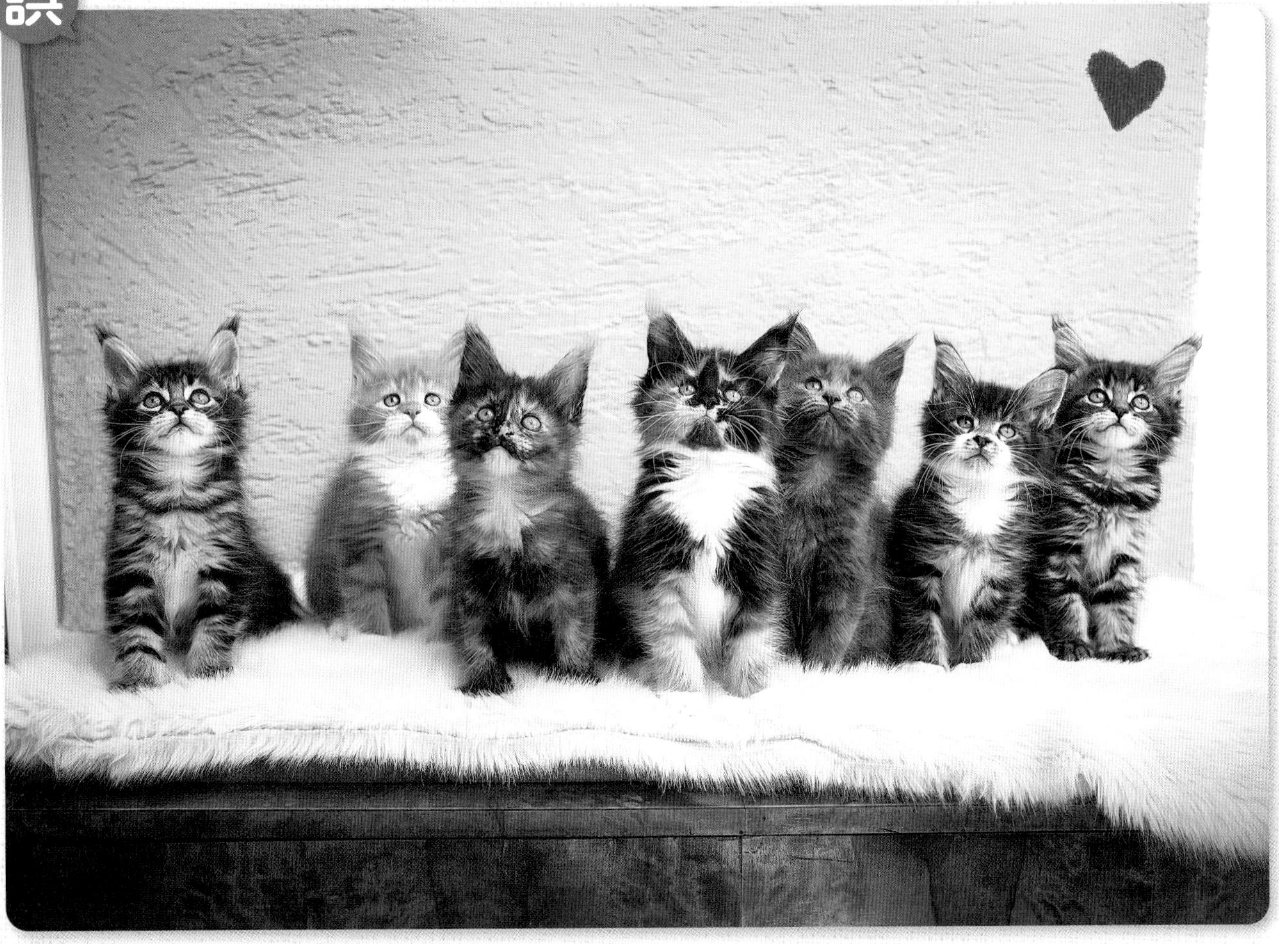

➡解答は66ページ

20 家政婦ねこ

ふーん、
あそこからカリカリが
出てくるのか

1分で見つけた数	個
全部見つけるまでの時間	分　秒

正

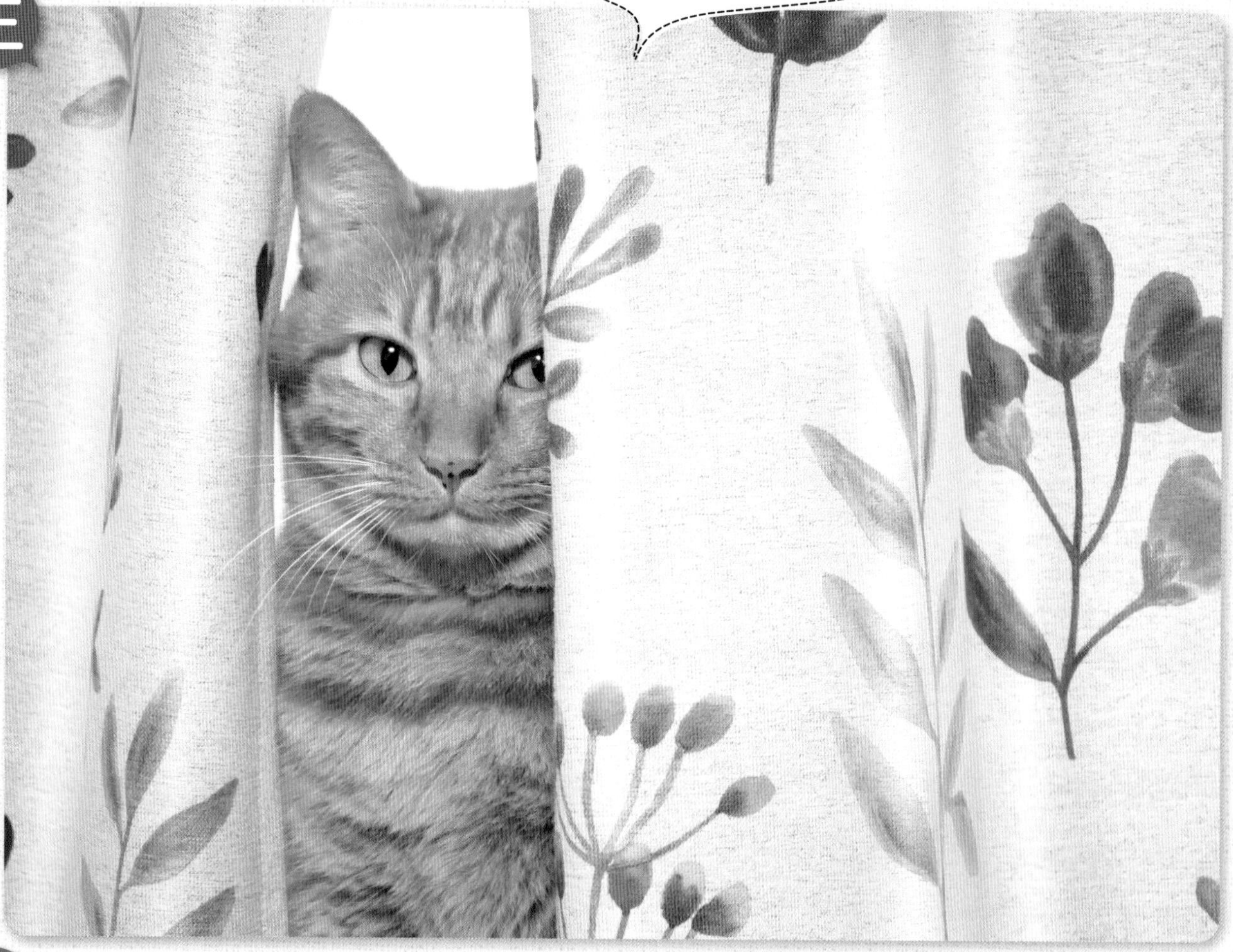

誤

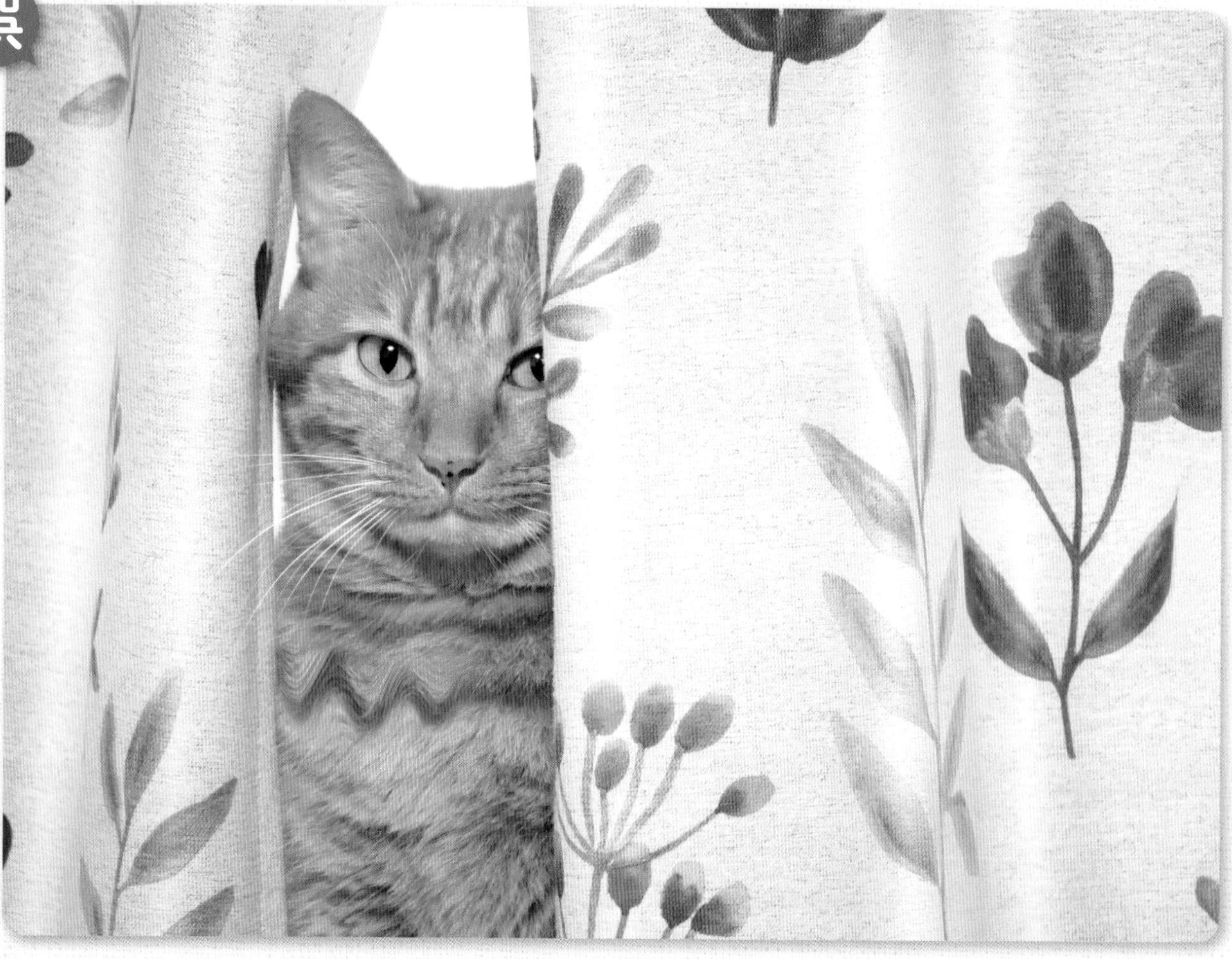

まちがいは5つ。1分で探してにゃ。

➡解答は66ページ

21

先輩ねこ

後輩に
いいとこ見せるにゃ！
こうやるのにゃ

1分で見つけた数	個
全部見つけるまでの時間	分　秒

正

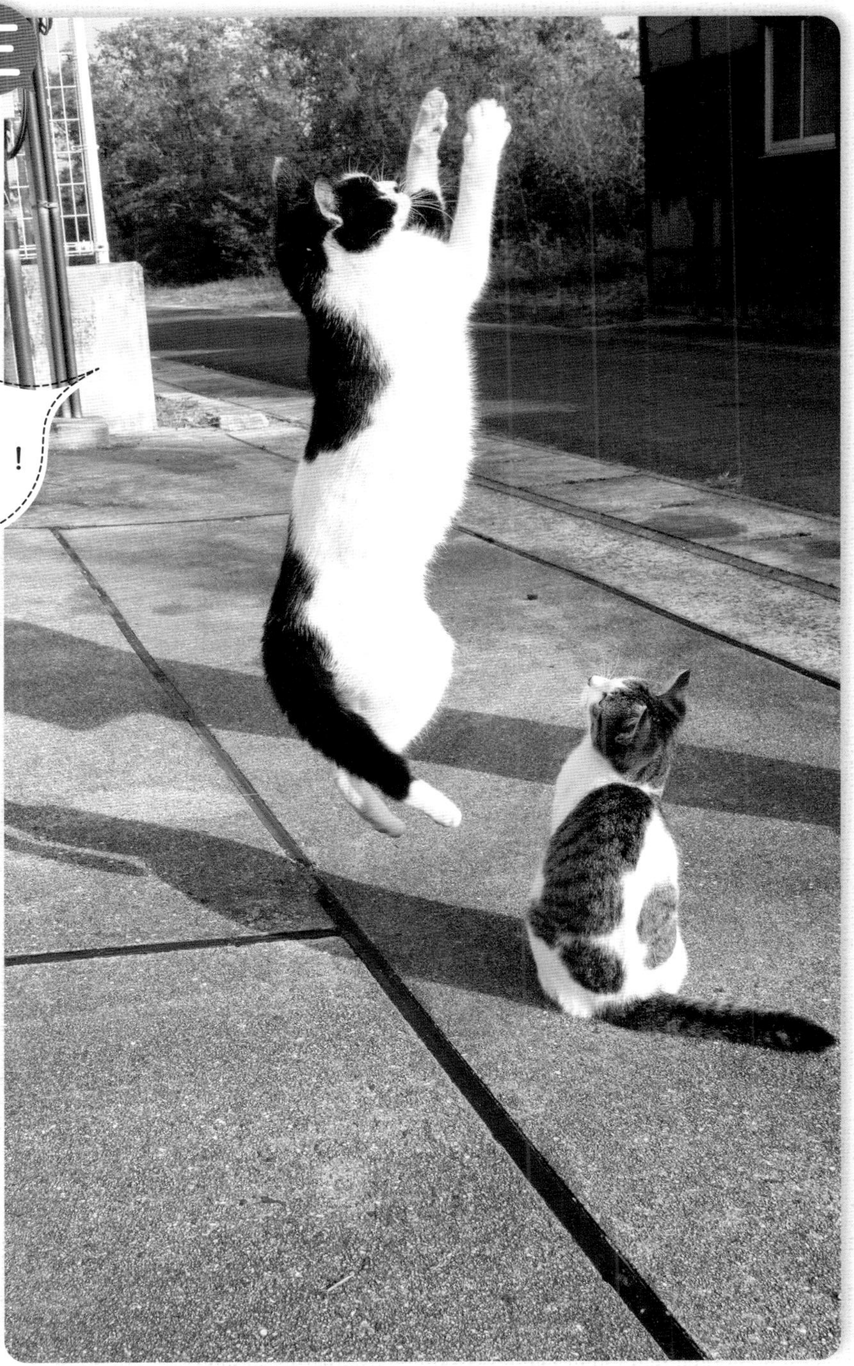

誤

まちがいは5つ。1分で探してにゃ。

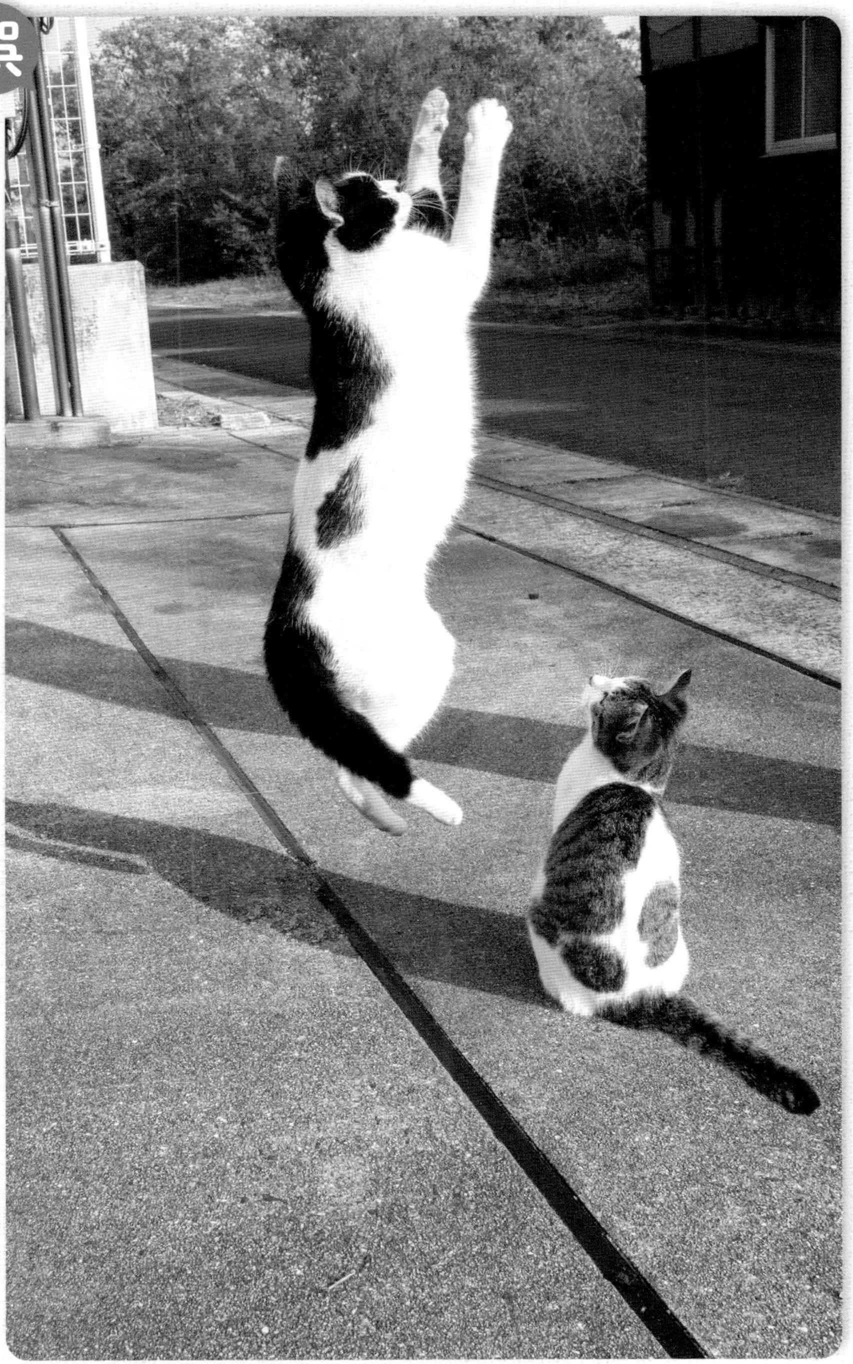

➡解答は66ページ

22 アイドルねこ

次のセンターは
誰ですにゃ

1分で見つけた数	個
全部見つけるまでの時間	分　秒

正

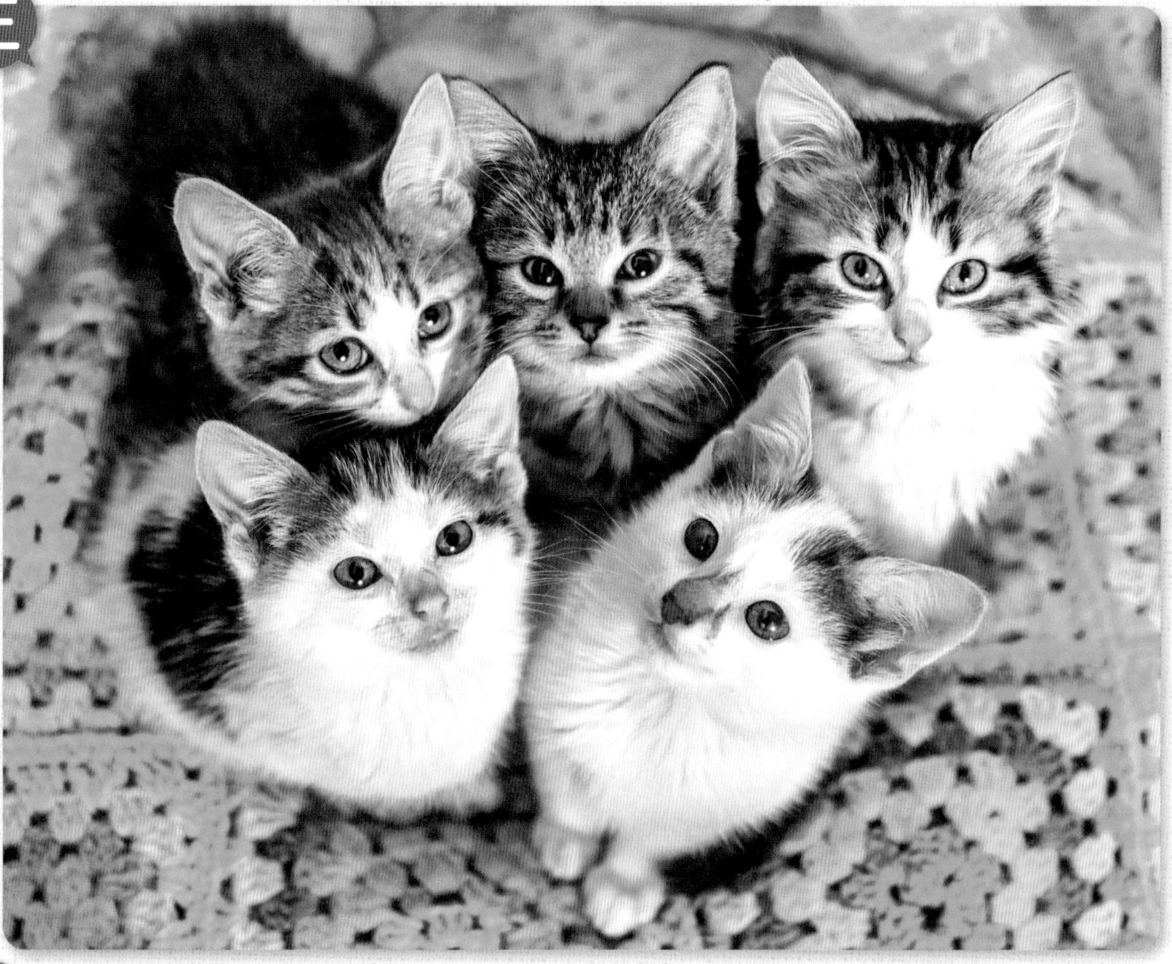

誤

まちがいは5つ。1分で探してにゃ。

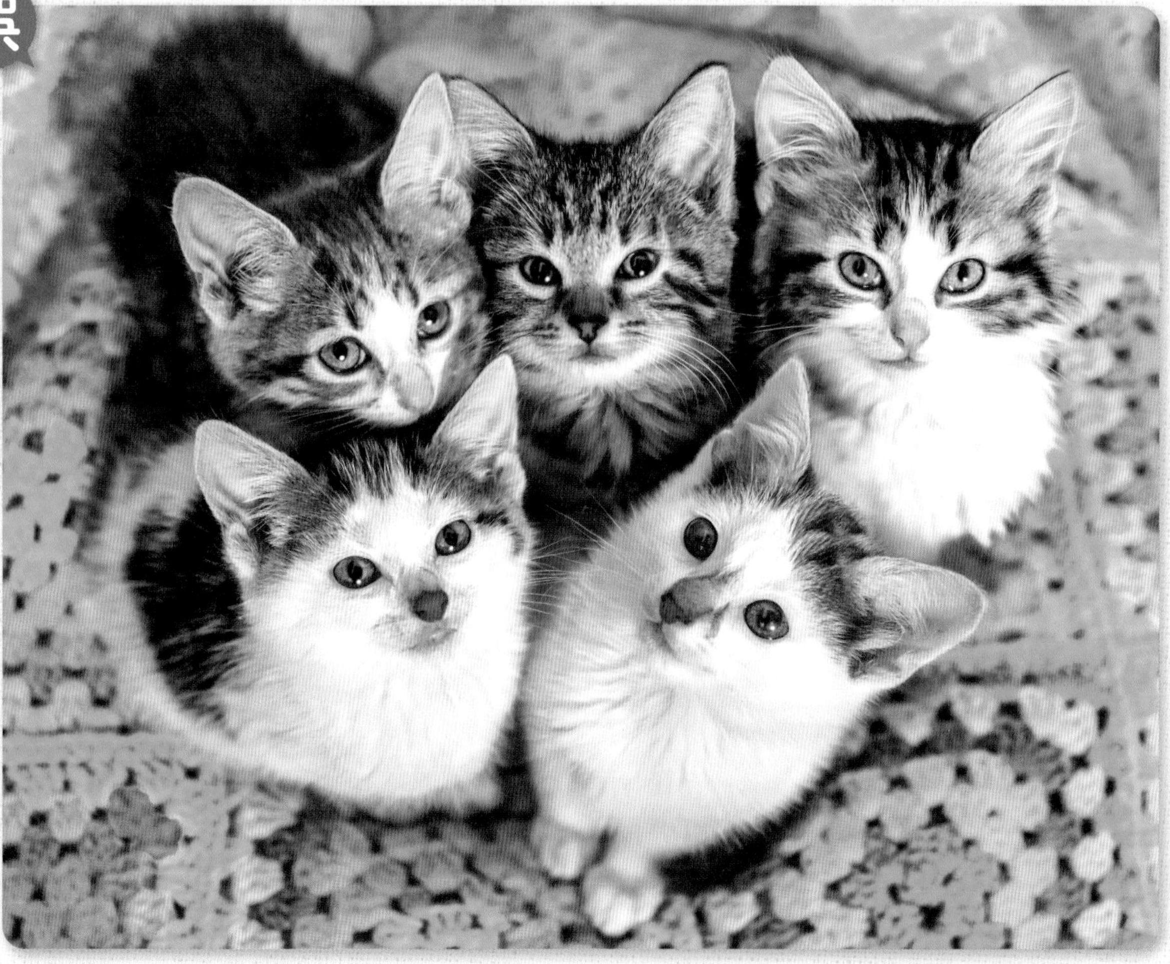

解答は67ページ

23 伏せねこ

誰が一番
平べったいか
競争にゃ！

1分で見つけた数	個
全部見つけるまでの時間	分　秒

正

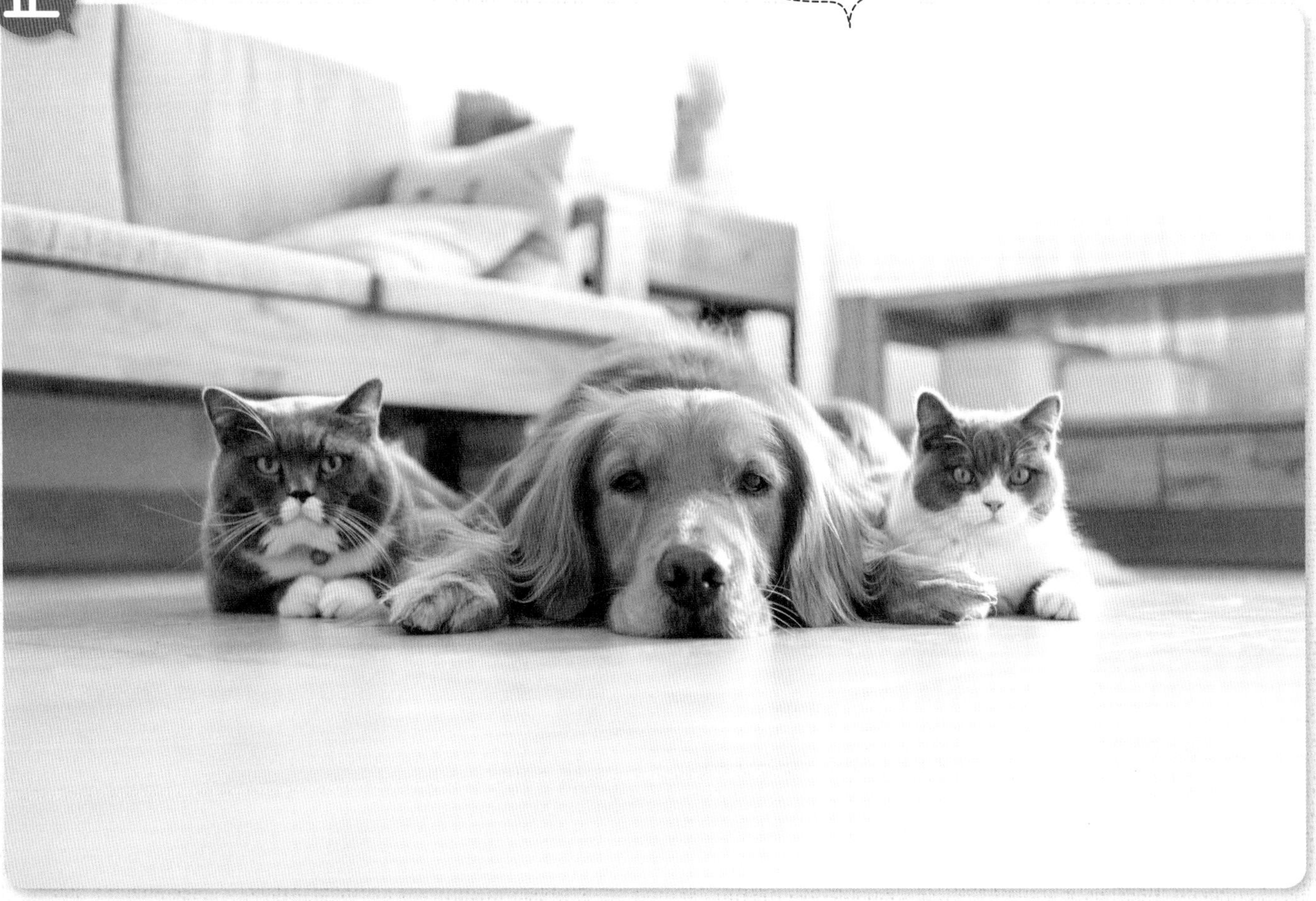

誤　まちがいは5つ。1分で探してにゃ。

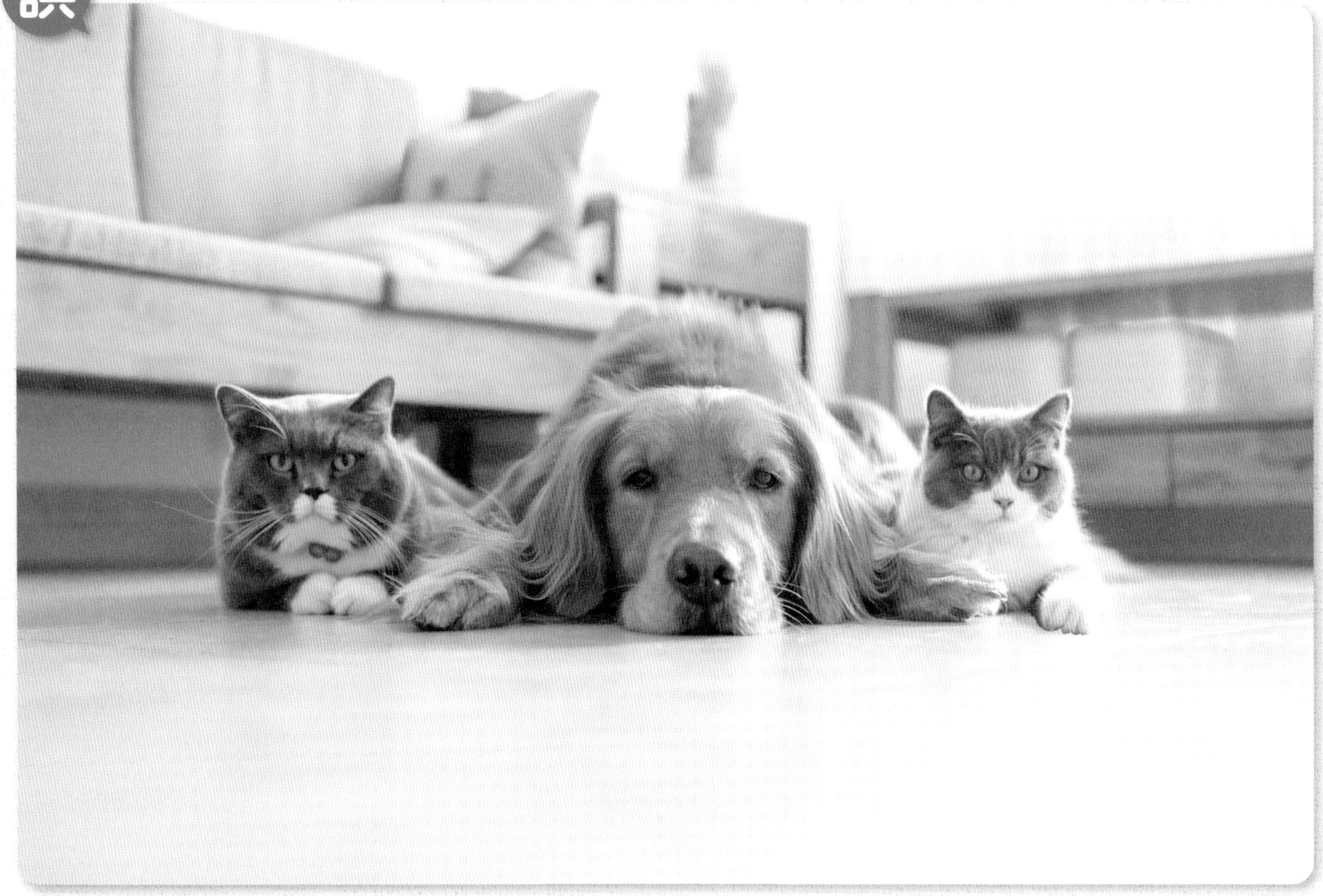

➡解答は67ページ

24 昼寝ねこ

となりのあくびが
うるさいにゃ

1分で見つけた数	個
全部見つけるまでの時間	分　秒

正

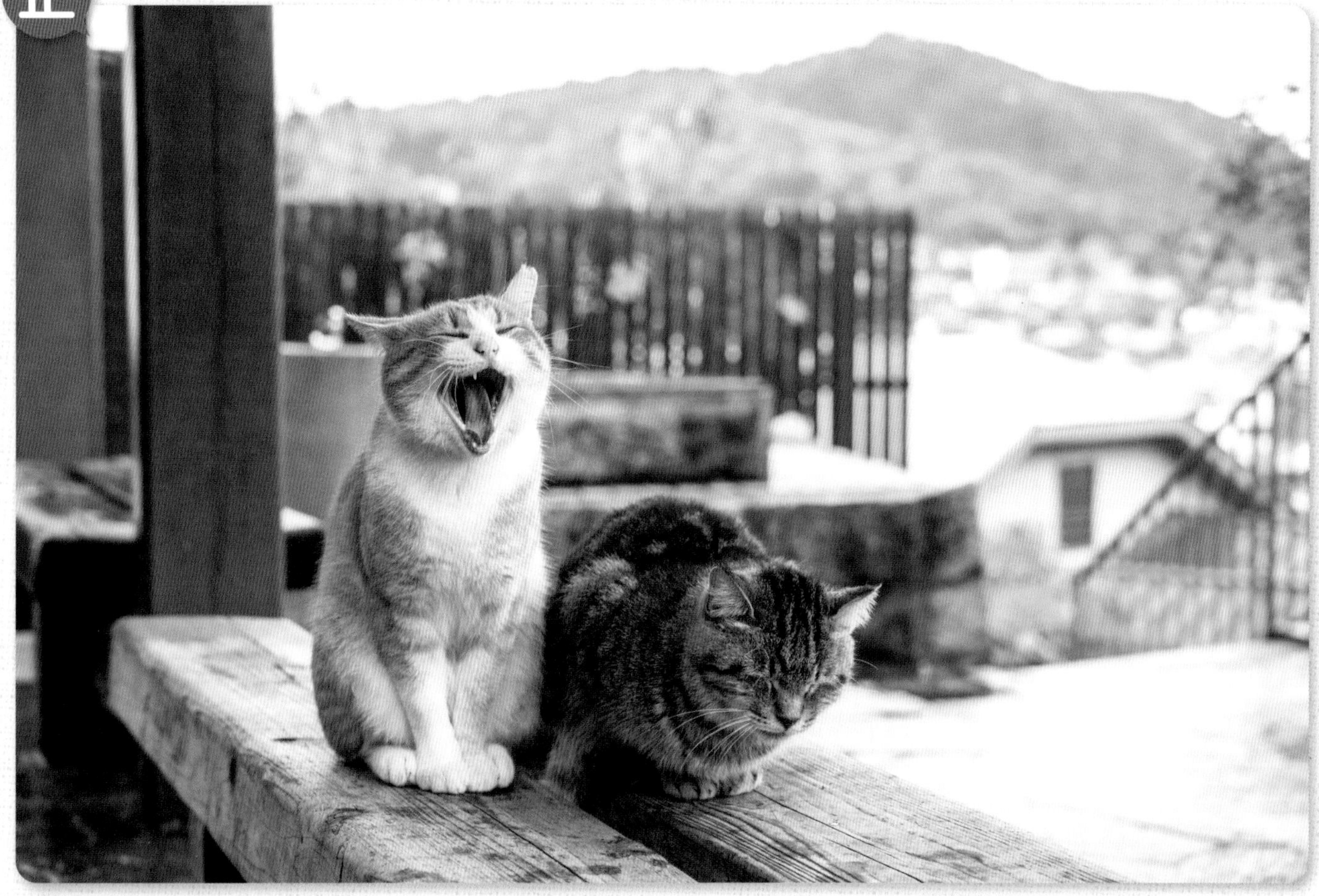

誤

まちがいは5つ。1分で探してにゃ。

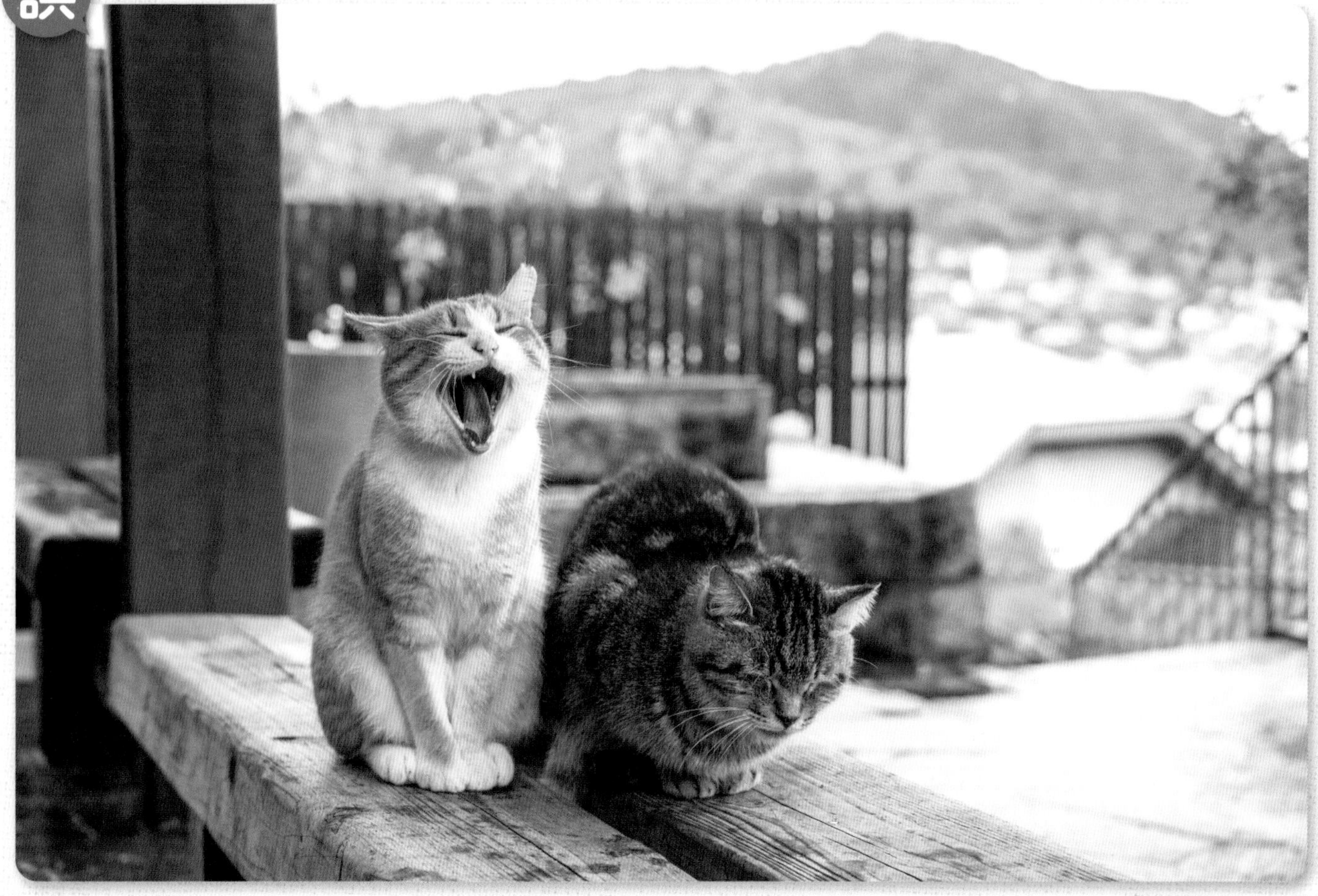

➡解答は67ページ

25 金庫番ねこ

許可なく持ち出し
厳禁です

1分で見つけた数	個
全部見つけるまでの時間	分　秒

正

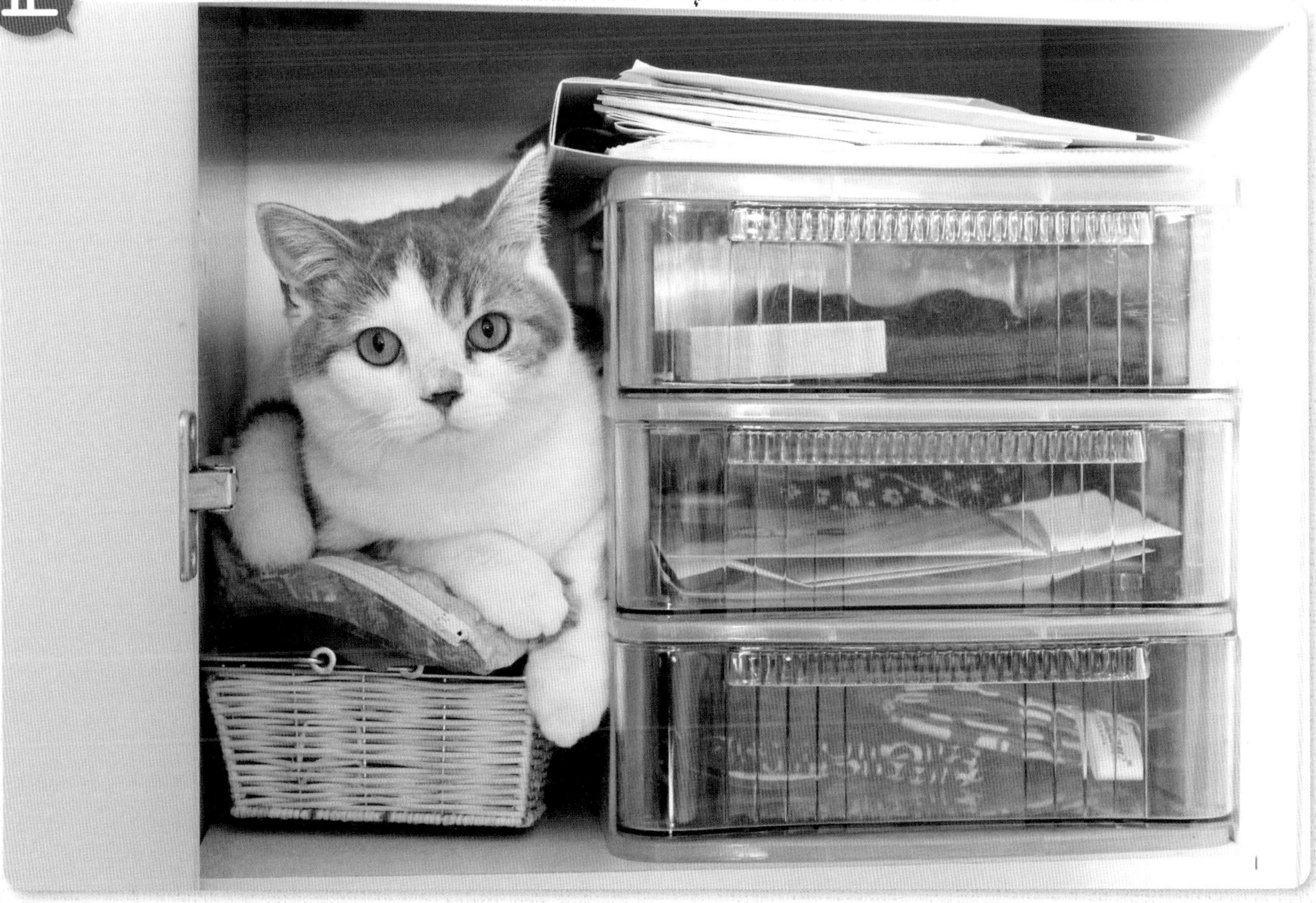

誤　まちがいは5つ。1分で探してにゃ。

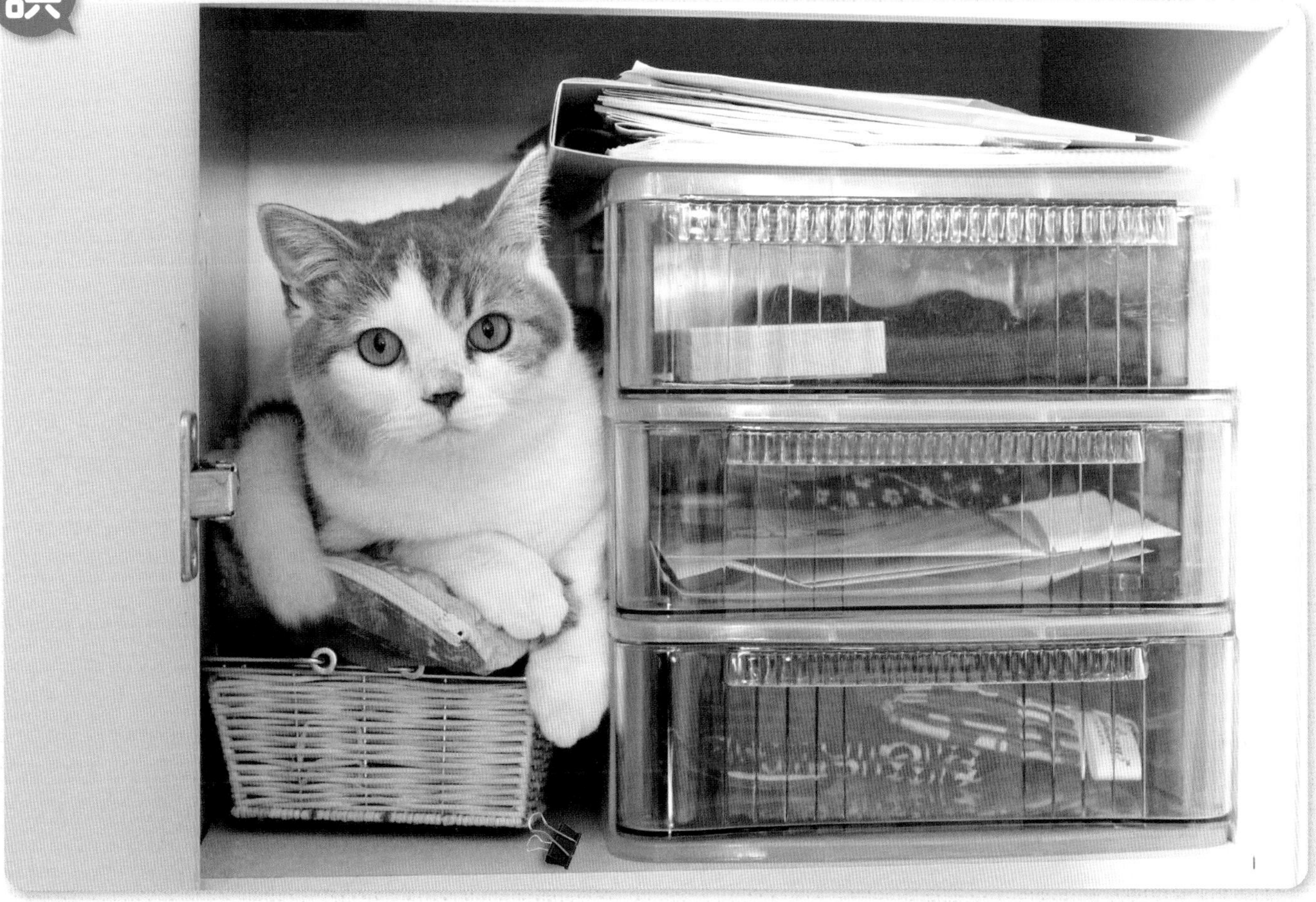

➡解答は67ページ

26 どろぼうねこ

いや、あっしは
ただ見てただけっス。
うそじゃないっス

1分で見つけた数	個
全部見つけるまでの時間	分　秒

正

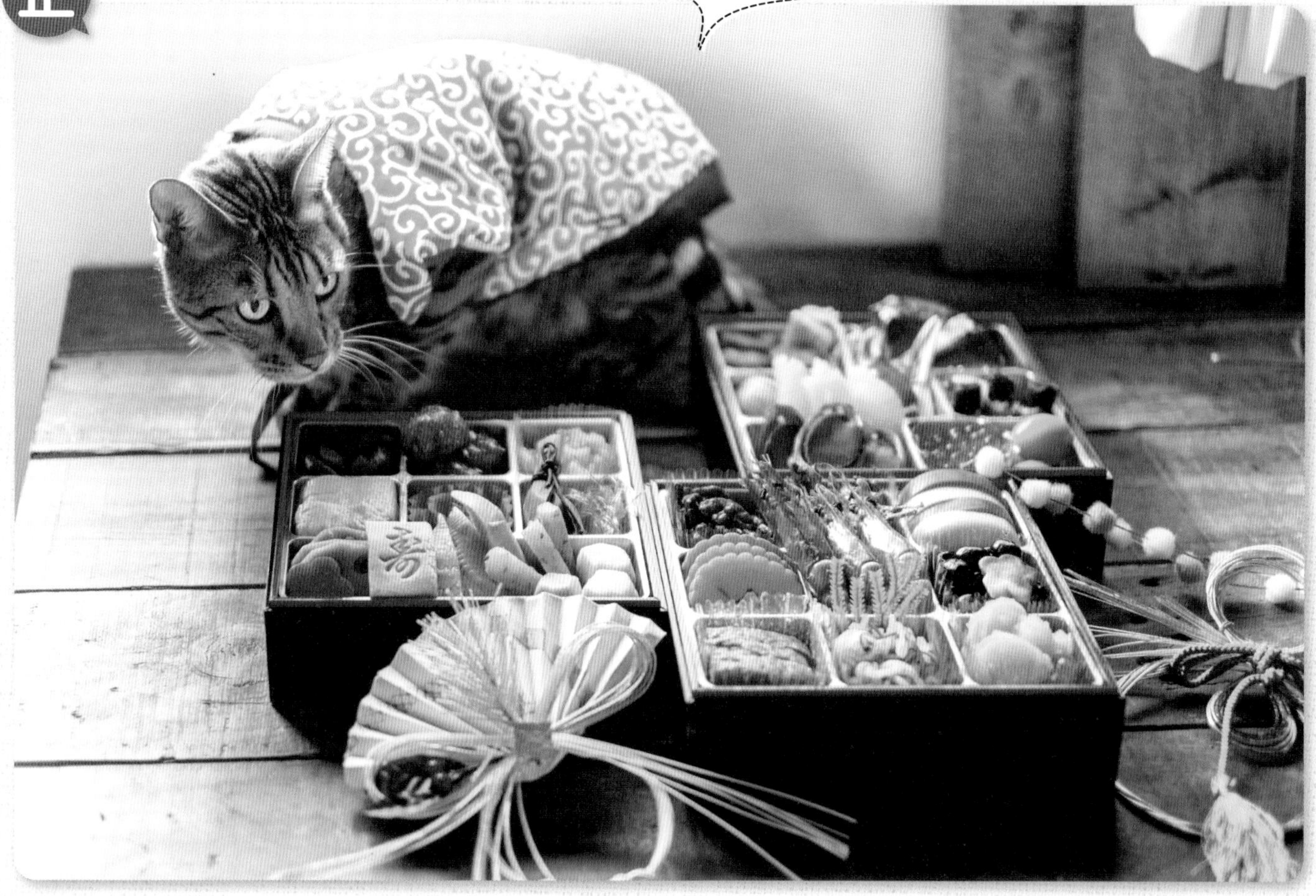

誤　まちがいは5つ。1分で探してにゃ。

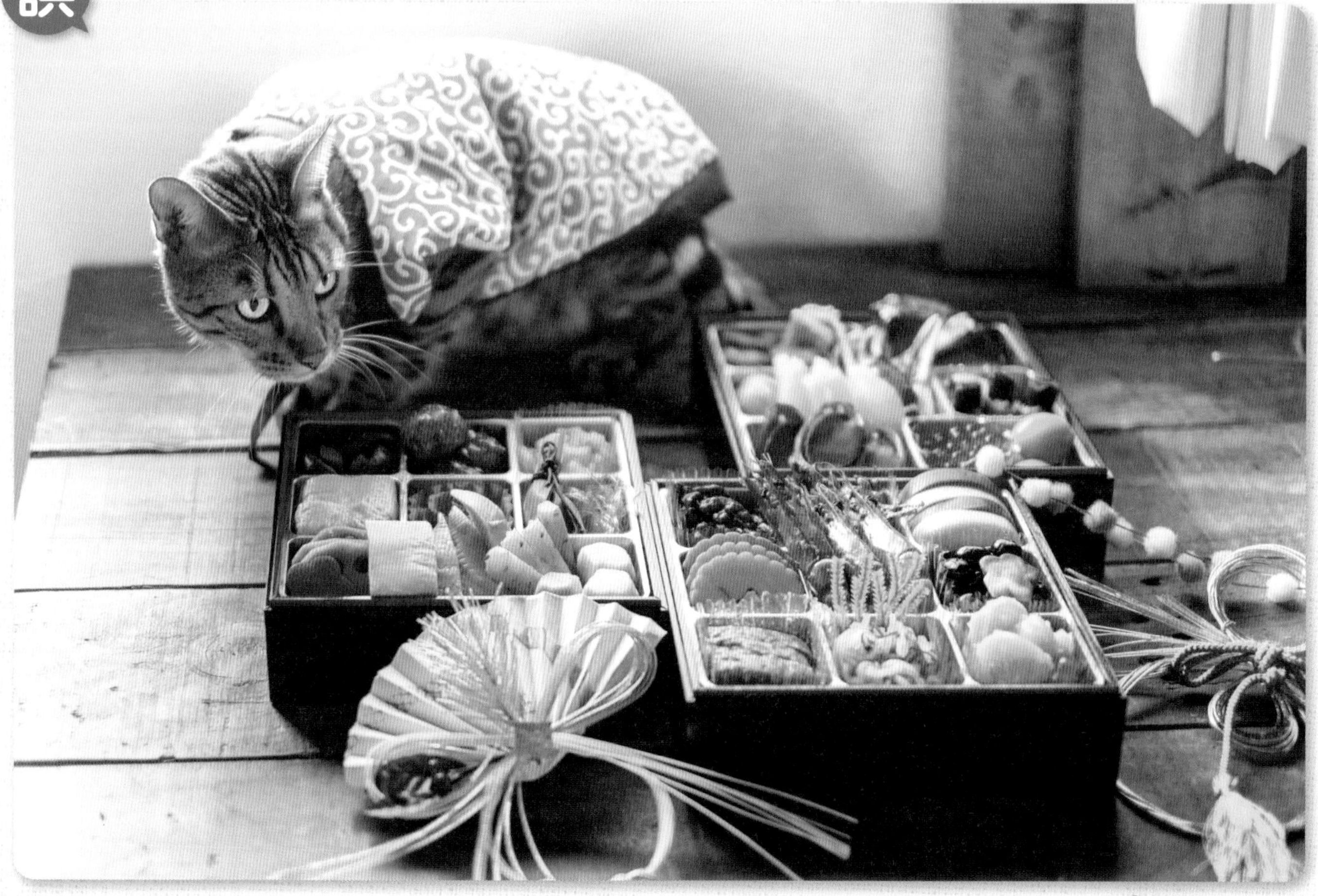

➡解答は67ページ

27 ぽかぽかねこ

しみるにゃ――

1分で見つけた数	個
全部見つけるまでの時間	分　秒

正

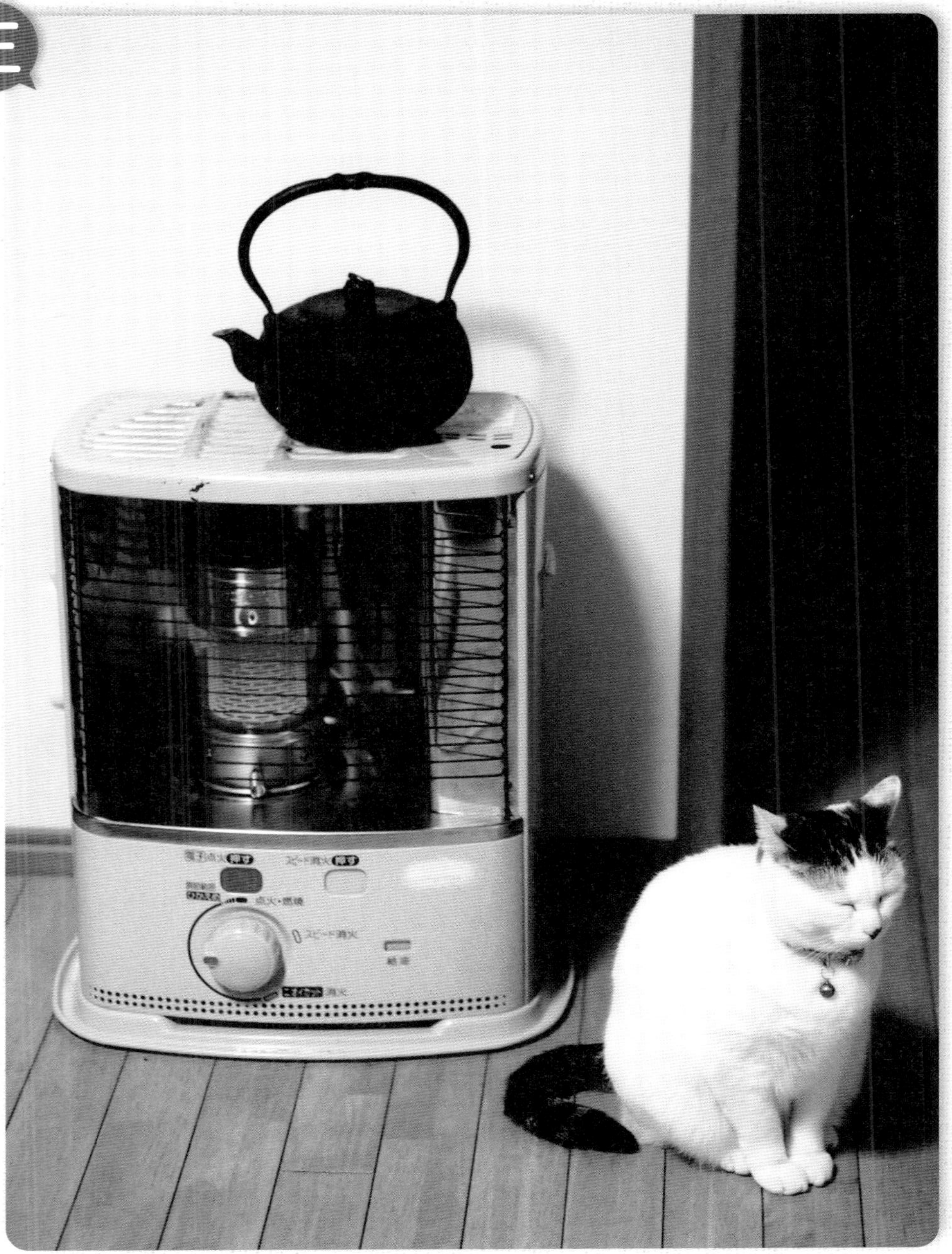

誤

まちがいは5つ。1分で探してにゃ。

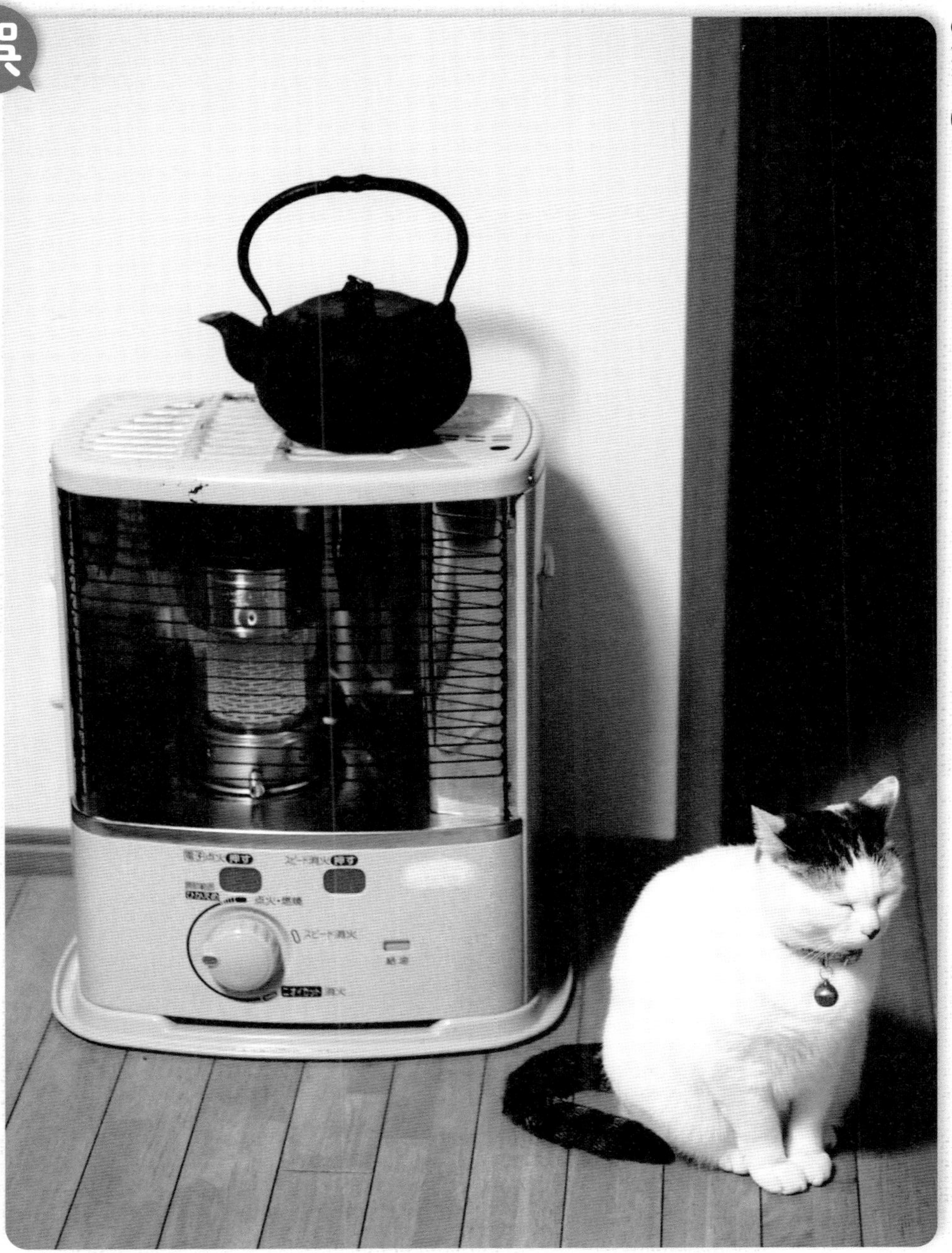

➡解答は67ページ

28 試着ねこ

ワンサイズ
小さいのあります？

1分で見つけた数	個
全部見つけるまでの時間	分　秒

正

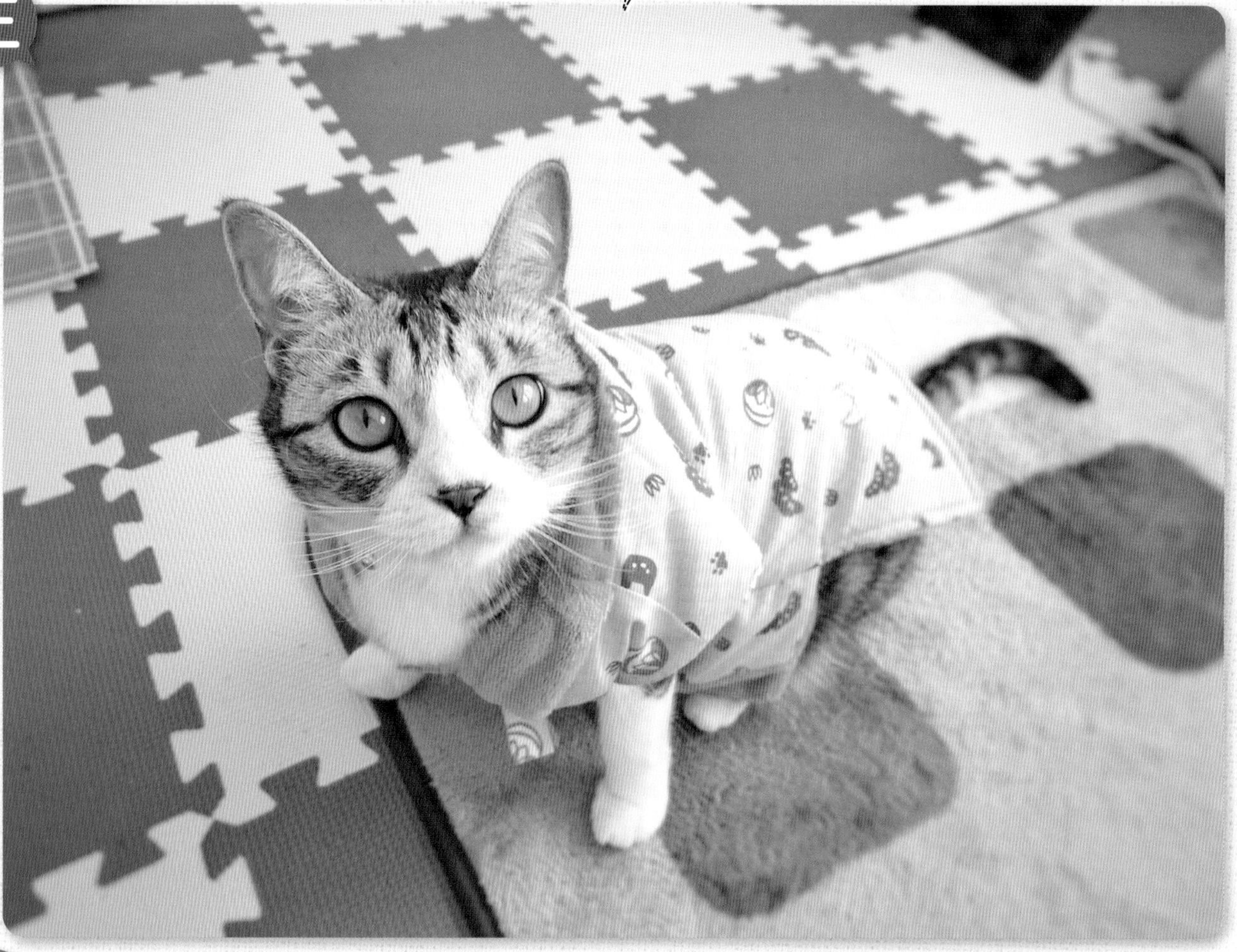

誤

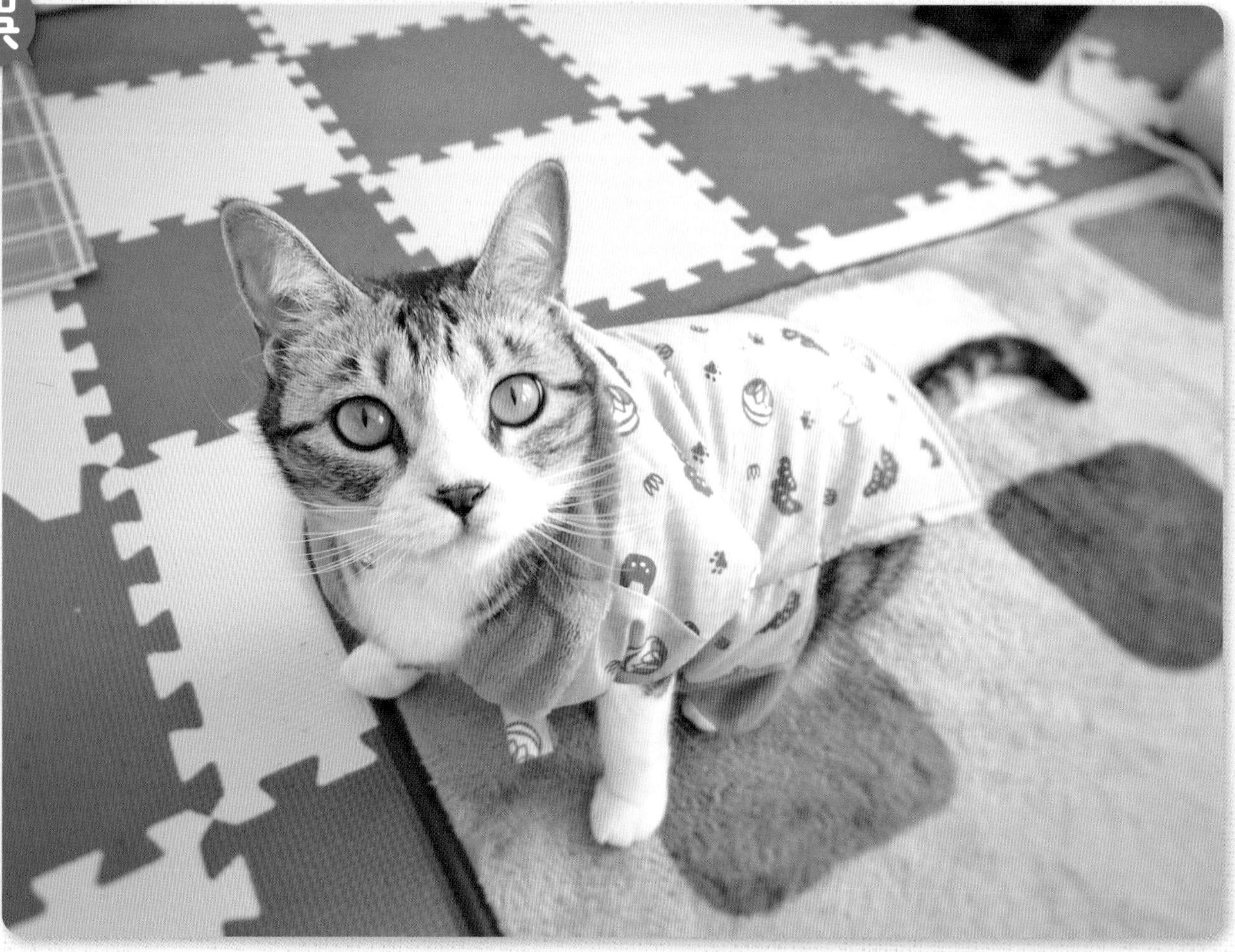

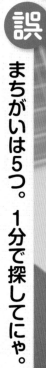

まちがいは5つ。1分で探してにゃ。

➡解答は67ページ

29 疑問ねこ

これ新しいカリカリ？

1分で見つけた数	個
全部見つけるまでの時間	分　秒

正

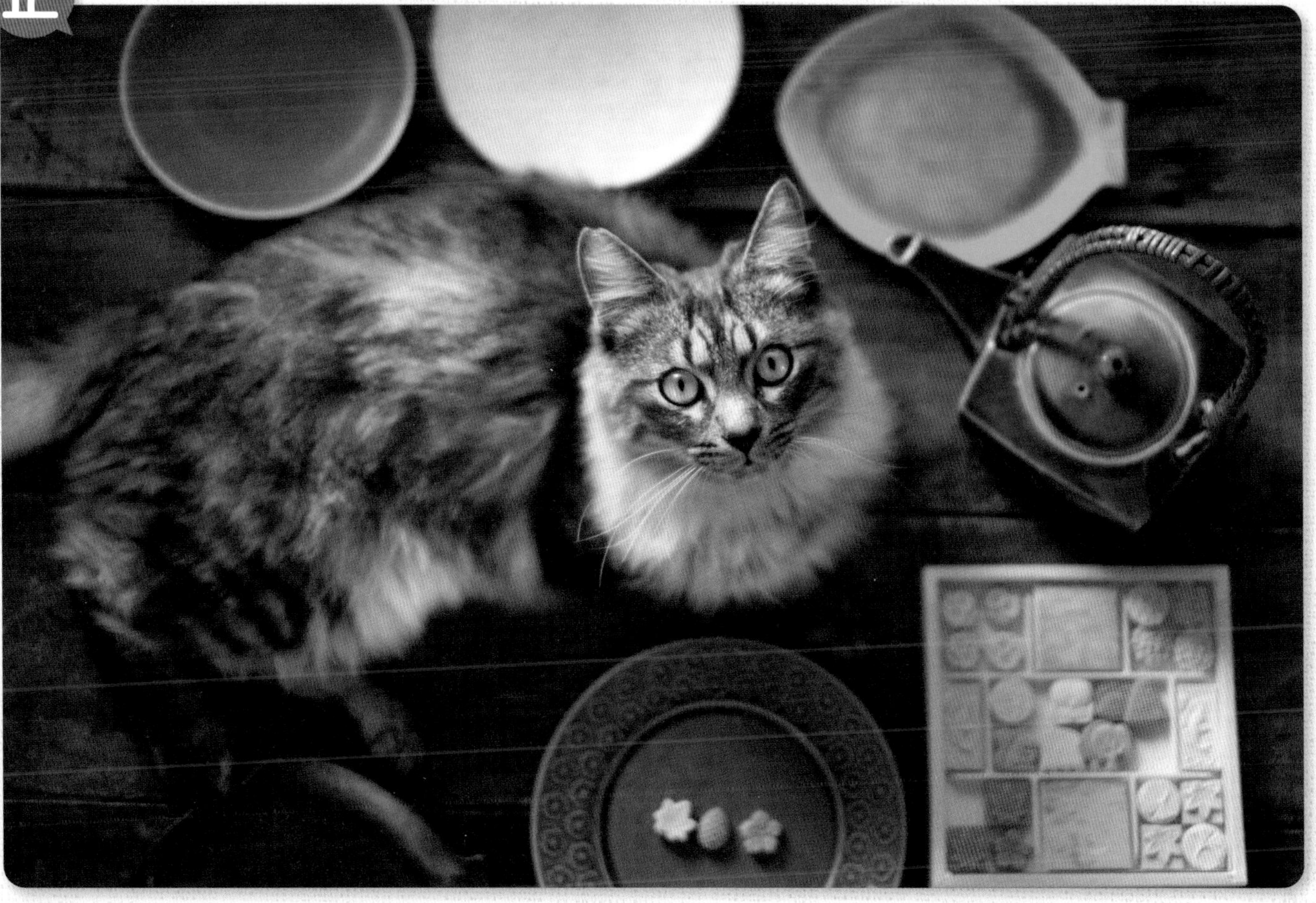

誤 まちがいは5つ。1分で探してにゃ。

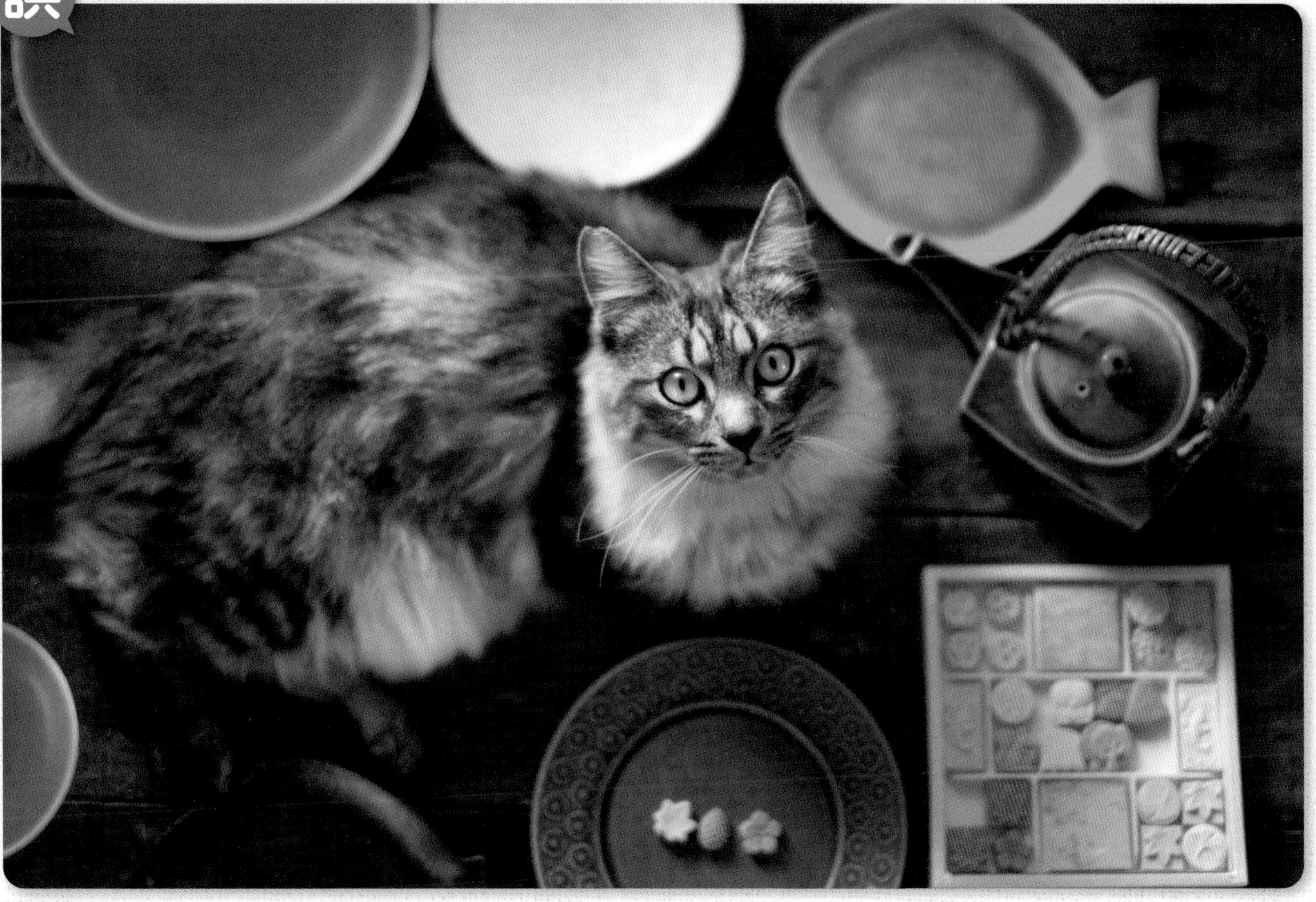

➡解答は67ページ

30 手遅れねこ

すみません！
本当にすみません!!

1分で見つけた数	個
全部見つけるまでの時間	分　秒

正

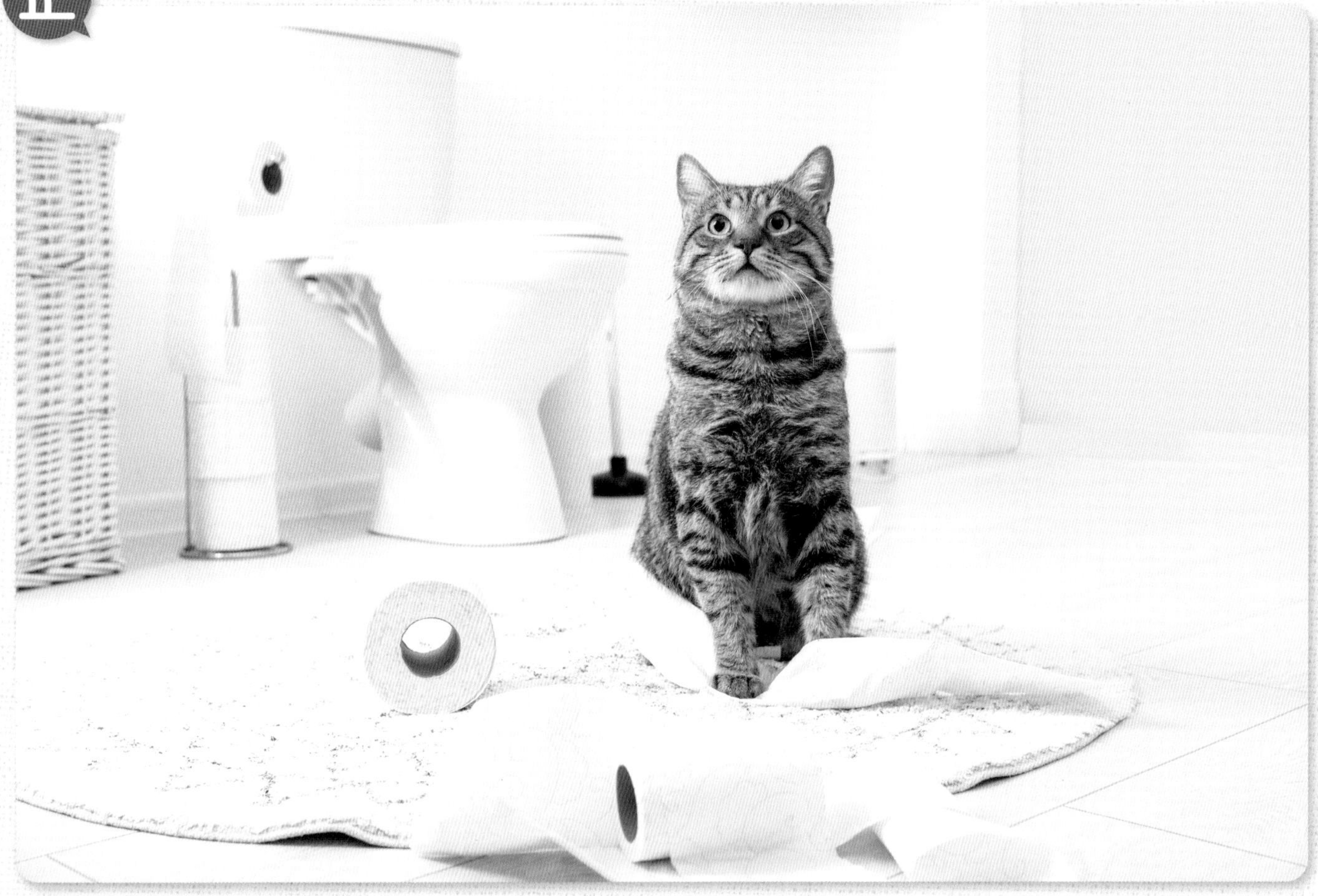

誤　まちがいは5つ。1分で探してにゃ。

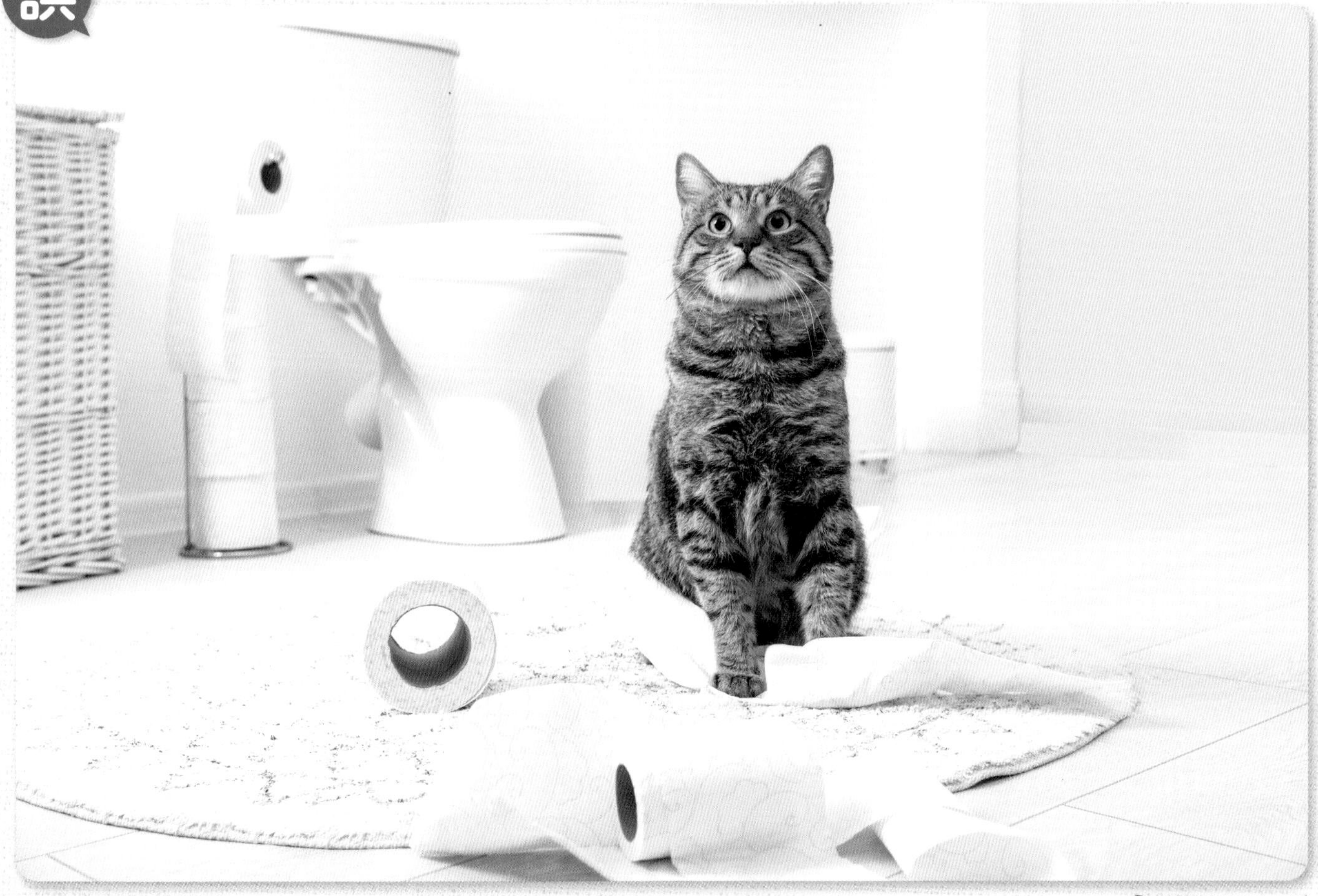

➡解答は68ページ

31 オヤジねこ

とりあえず生1丁！

1分で見つけた数	個
全部見つけるまでの時間	分　秒

正

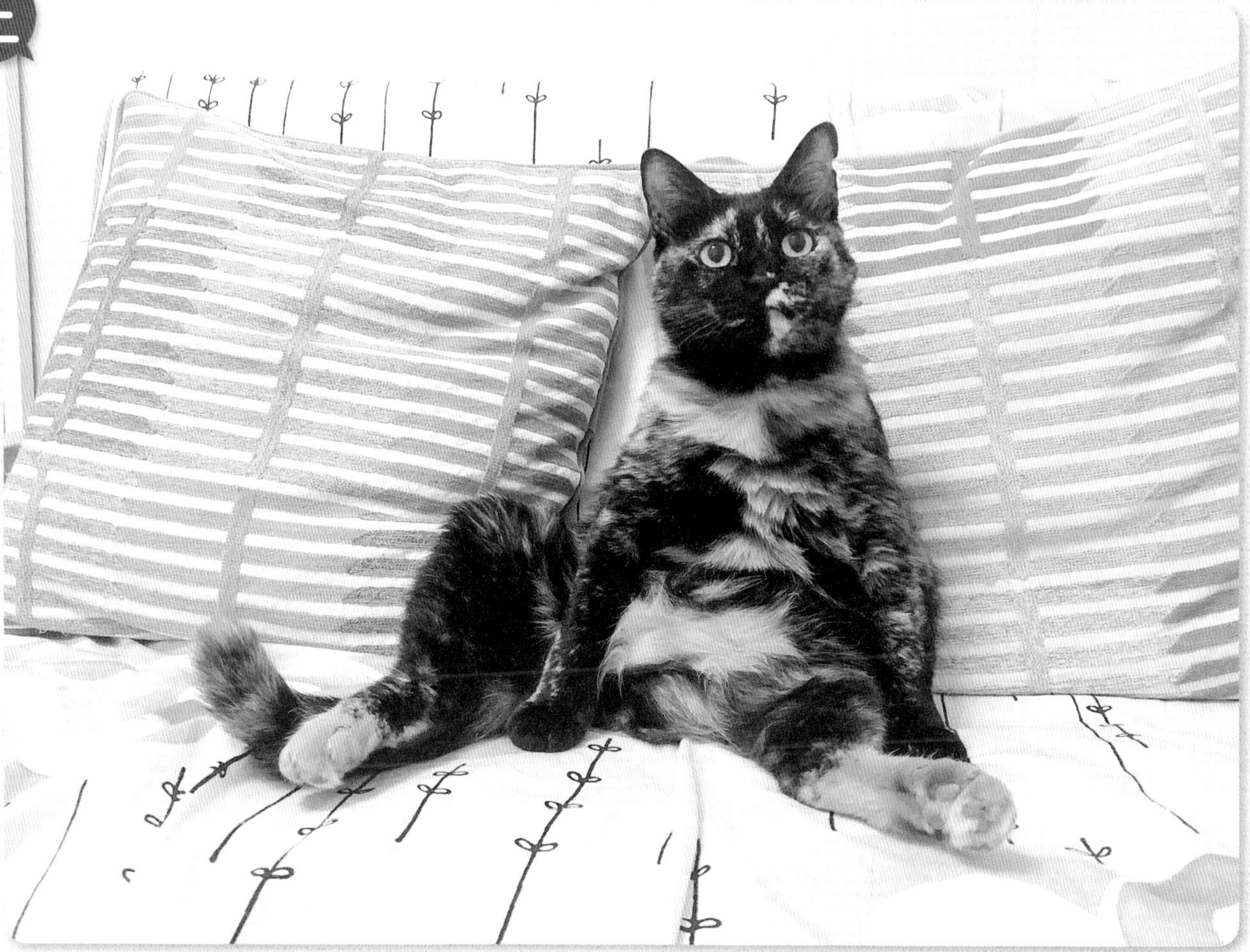

誤

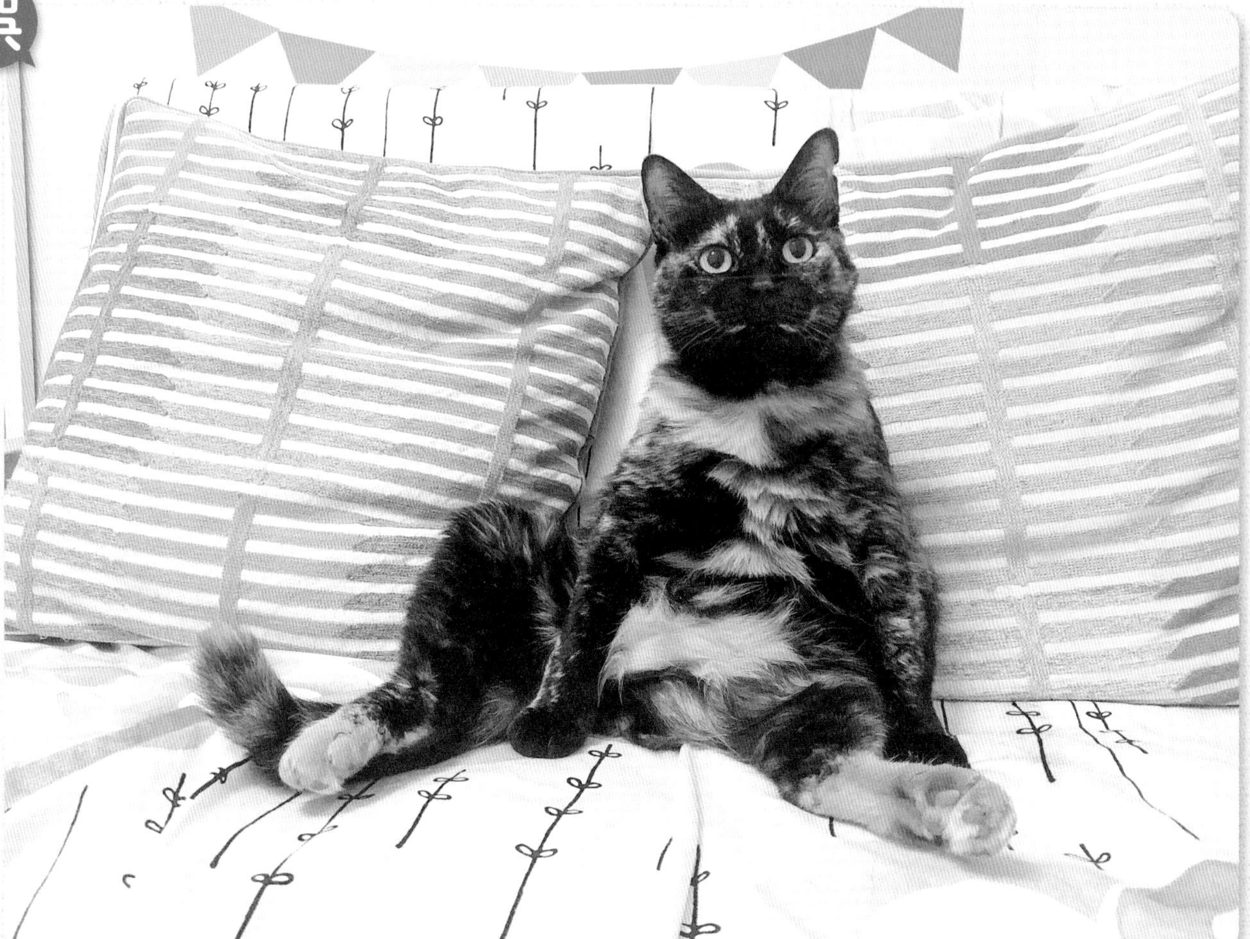

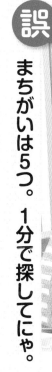

まちがいは5つ。1分で探してにゃ。

➡解答は68ページ

32 添い寝ねこ

モフりたいなら
こっちにおいで？

1分で見つけた数	個
全部見つけるまでの時間	分　秒

正

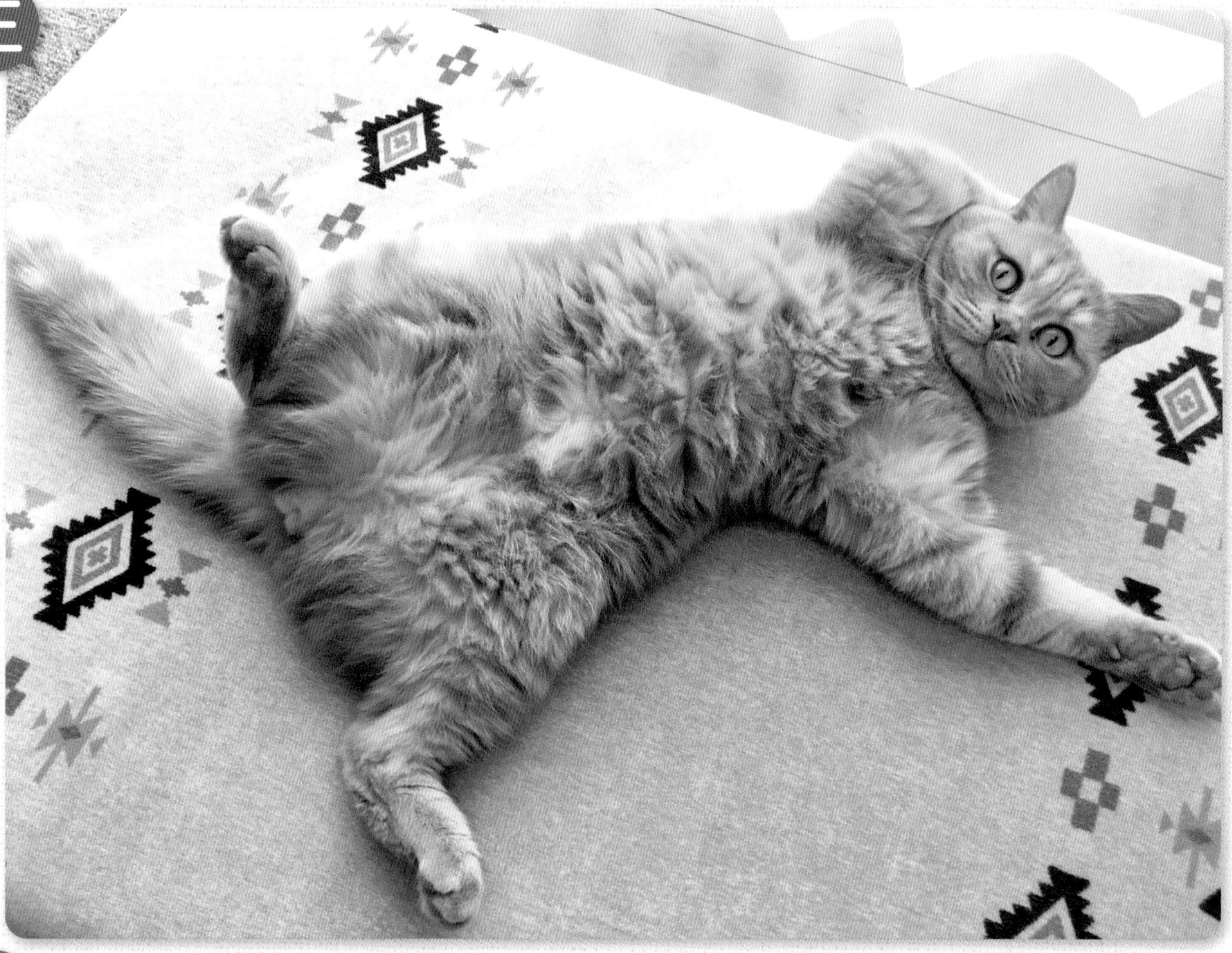

誤

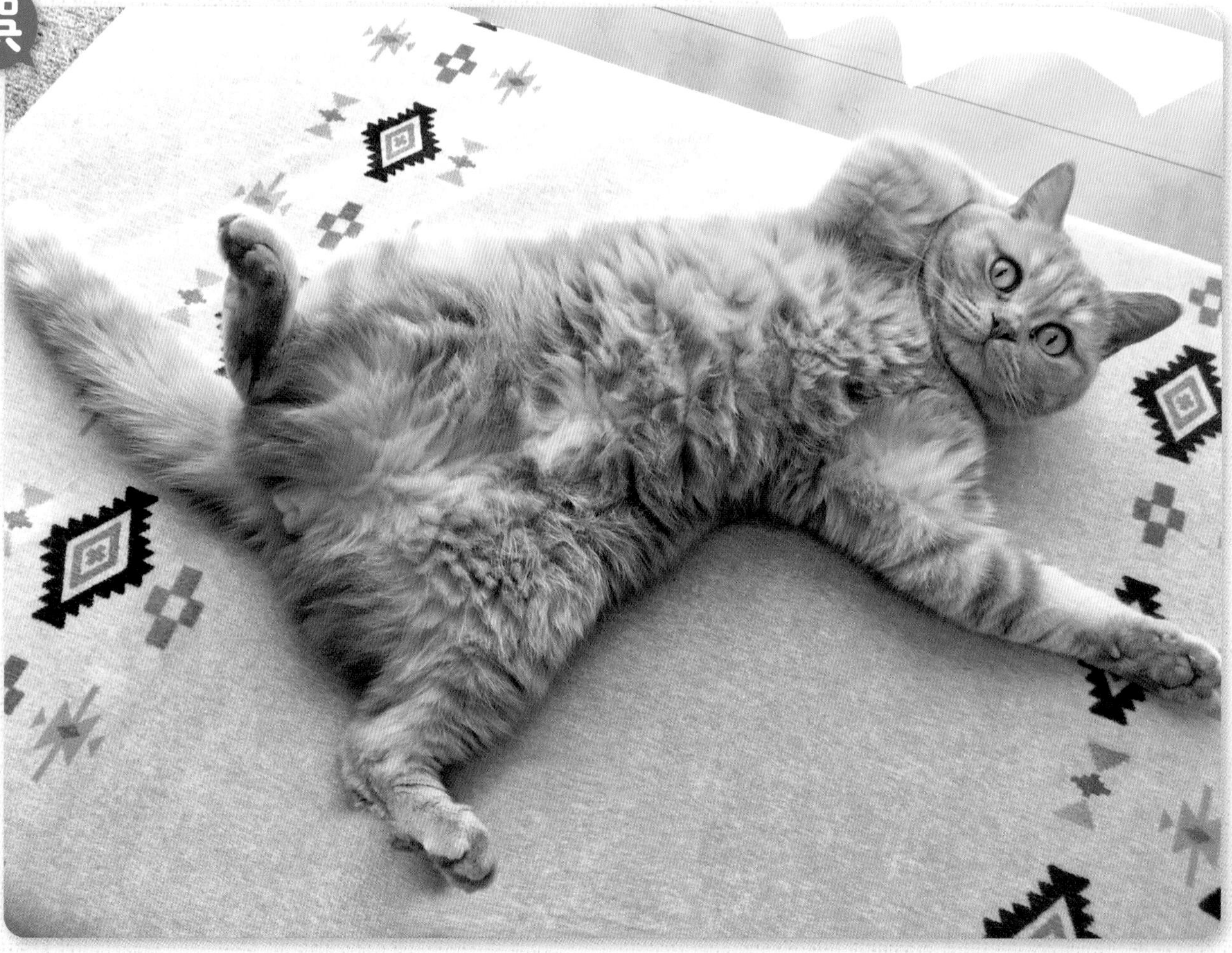

まちがいは5つ。1分で探してにゃ。

➡解答は68ページ

33 相棒ねこ

今日からボクたち
バディです

1分で見つけた数	個
全部見つけるまでの時間	分　秒

正

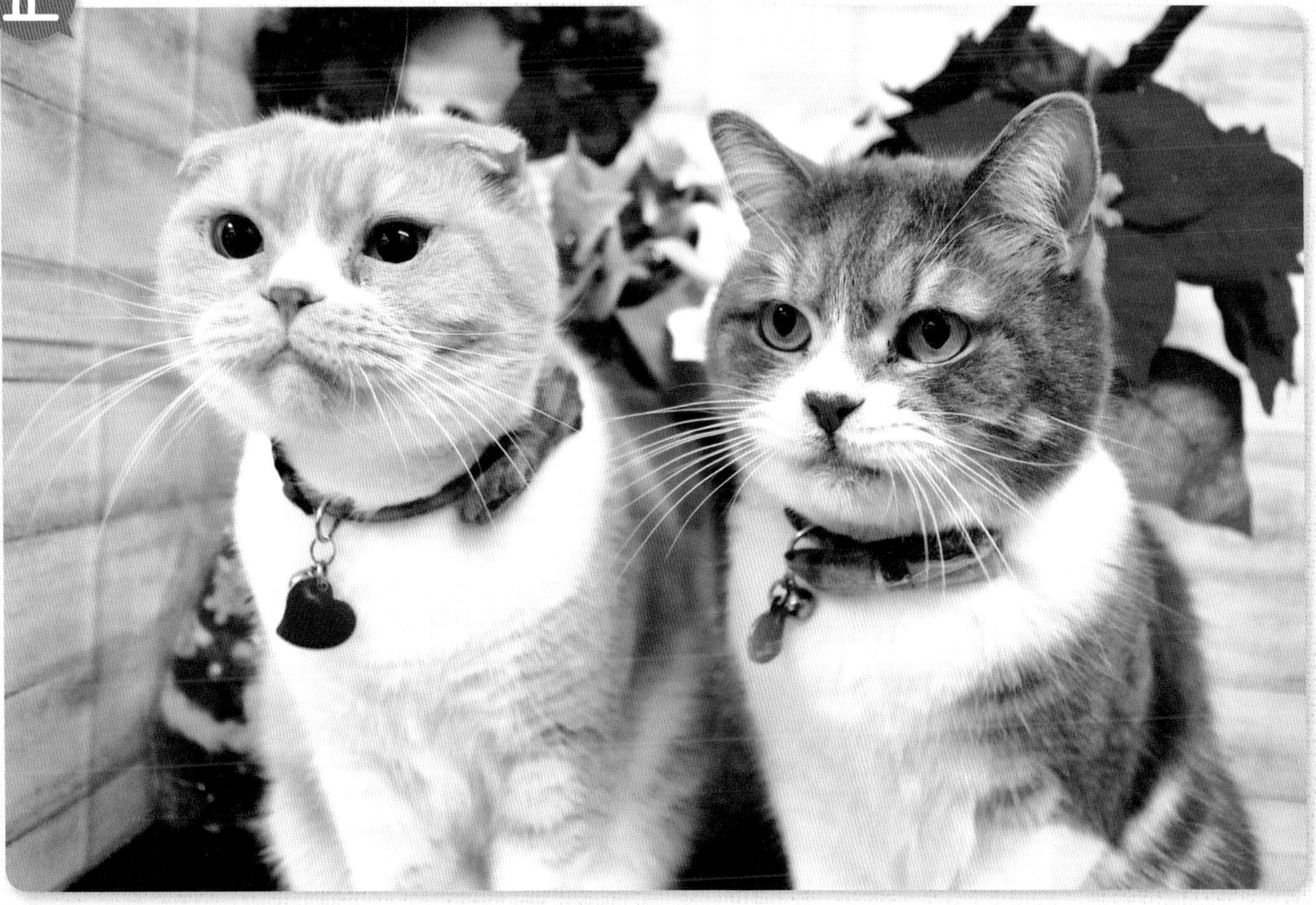

誤　まちがいは5つ。1分で探してにゃ。

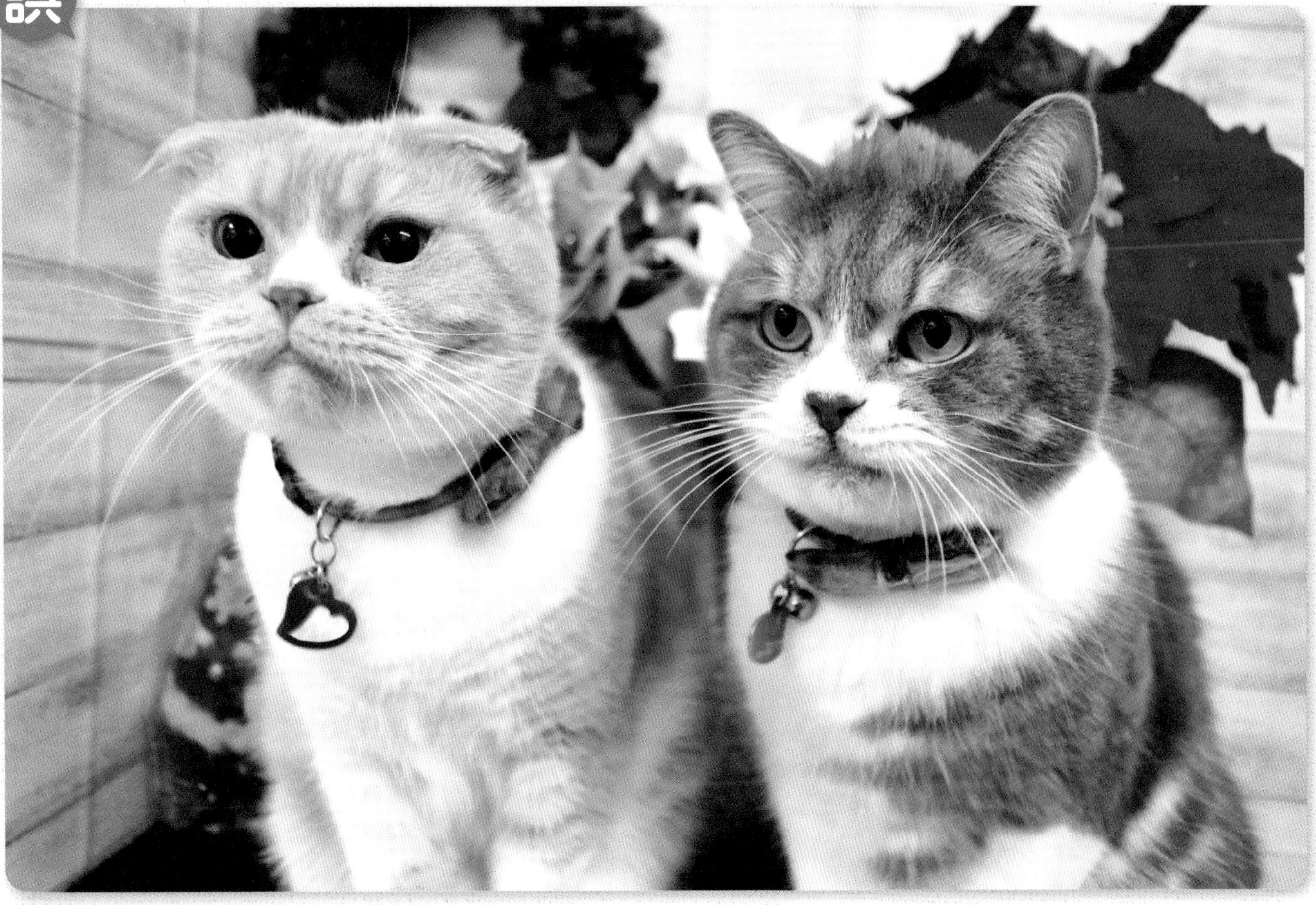

➡解答は68ページ

34 全身で語るねこ

にげたおサカナはこんなに
大きかったですにゃ

1分で見つけた数	個
全部見つけるまでの時間	分　秒

正

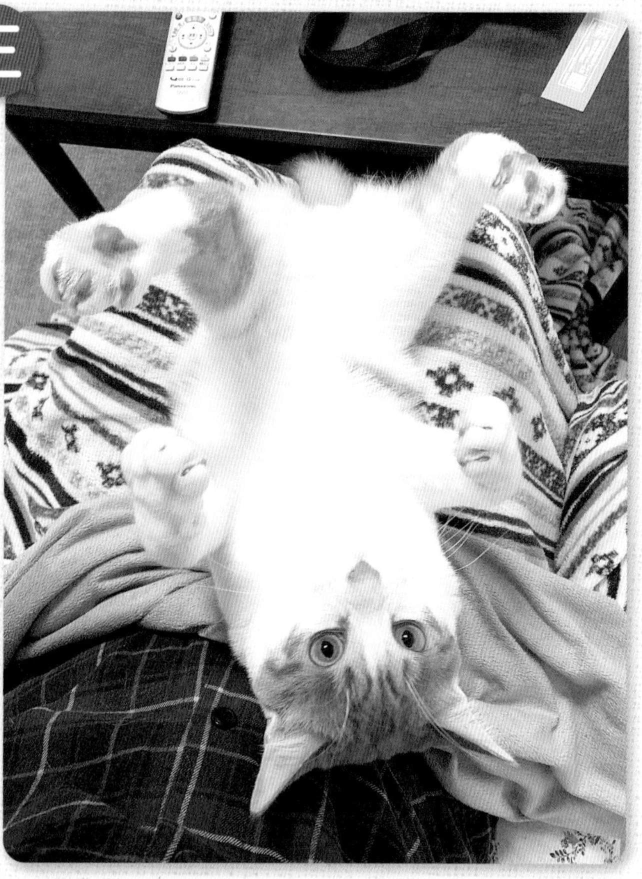

誤

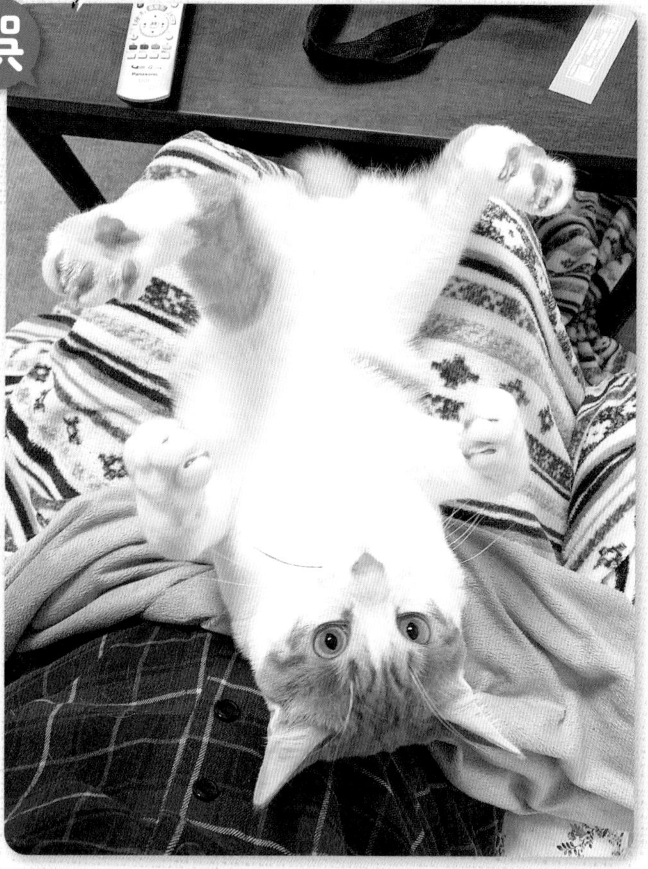

まちがいは5つ。1分で探してにゃ。

解答は68ページ

35 独占ねこ

これはわたしの
エビちゃんです

1分で見つけた数	個
全部見つけるまでの時間	分　秒

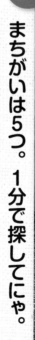

正

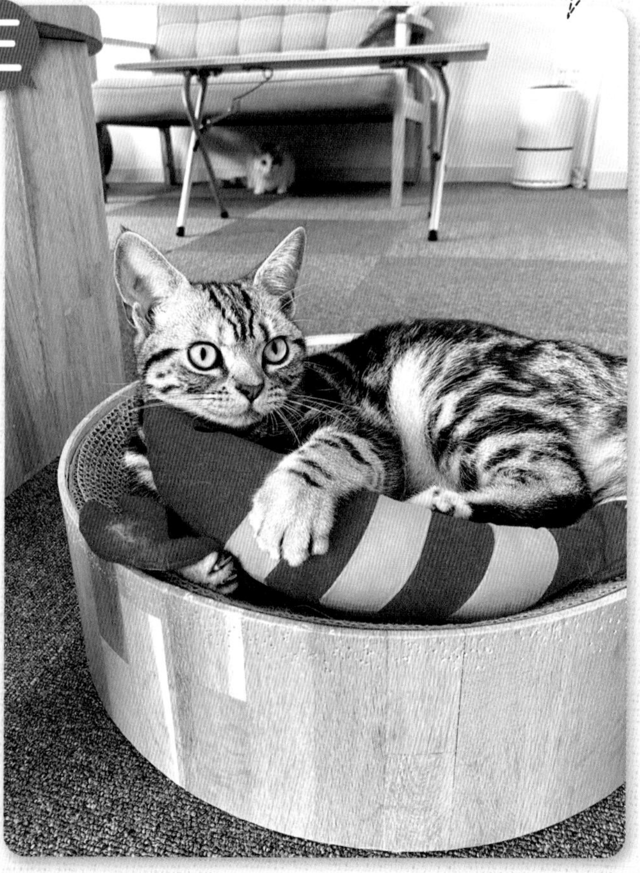

誤

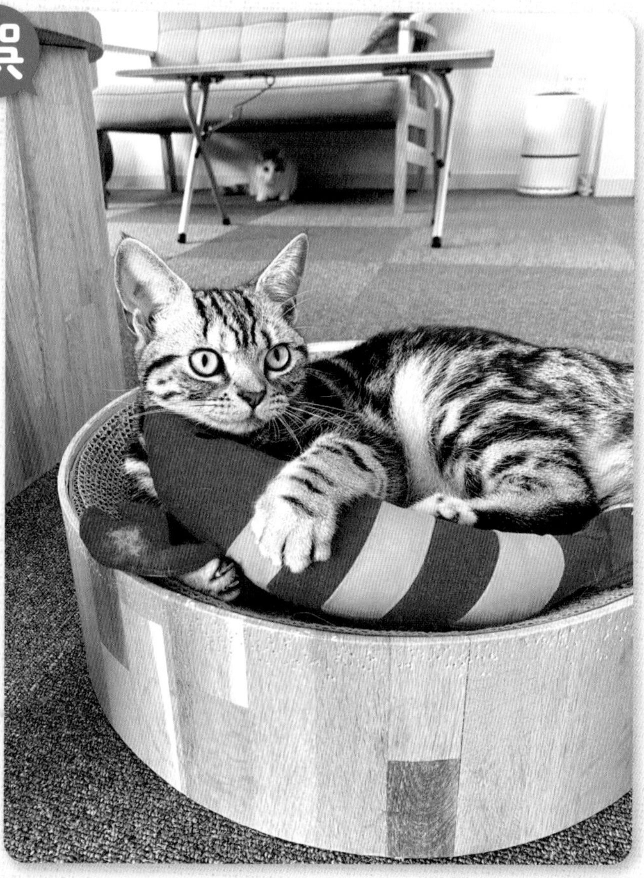

まちがいは5つ。1分で探してにゃ。

解答は68ページ

36 さすらいねこ

フッ…家より、こっちのほうが落ち着くぜ

1分で見つけた数		個
全部見つけるまでの時間	分	秒

正

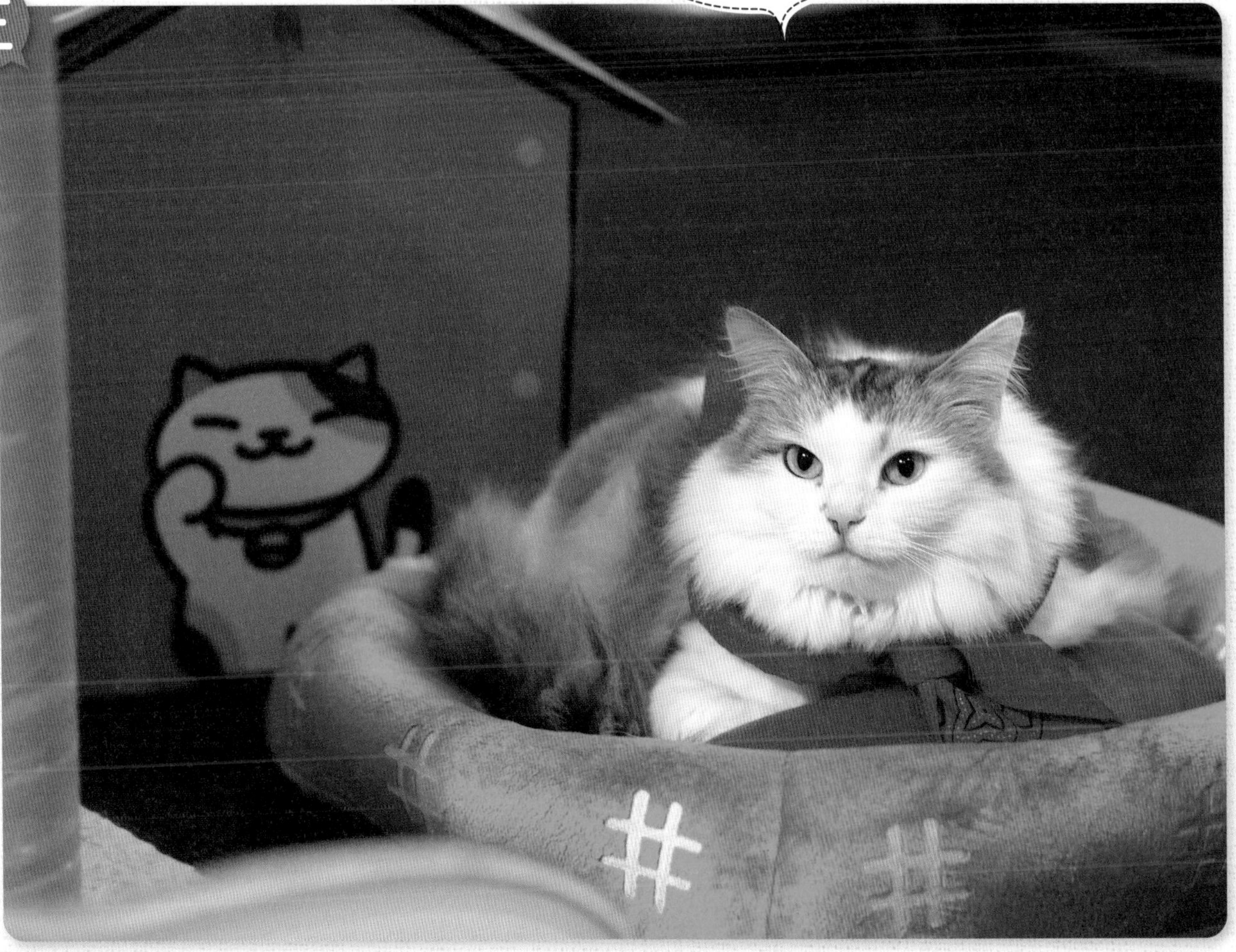

誤

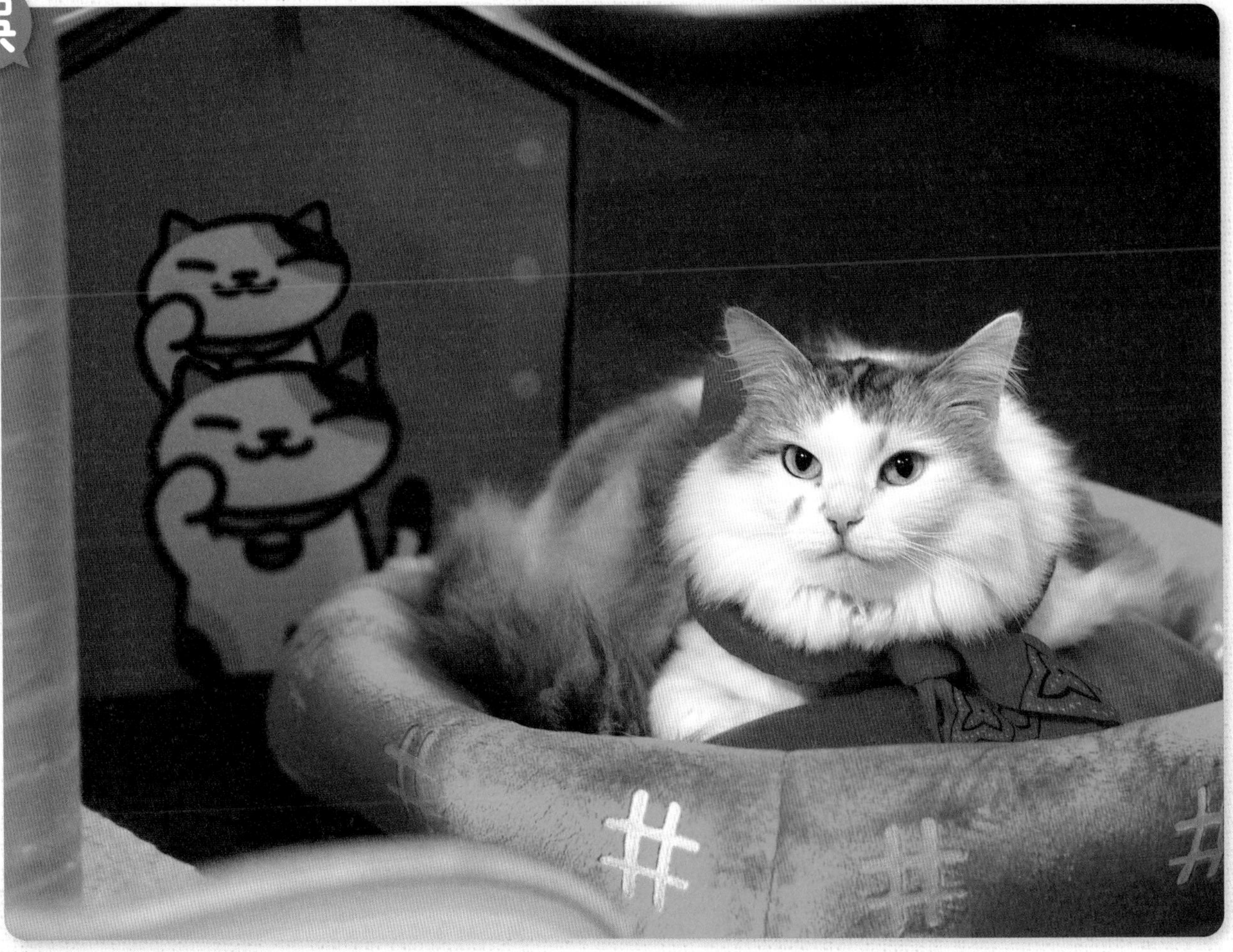

まちがいは5つ。1分で探してにゃ。

➡解答は68ページ

37 ご近所ねこ

こんにちは。
今日もいいお天気で
ございますね

1分で見つけた数	個
全部見つけるまでの時間	分　秒

正

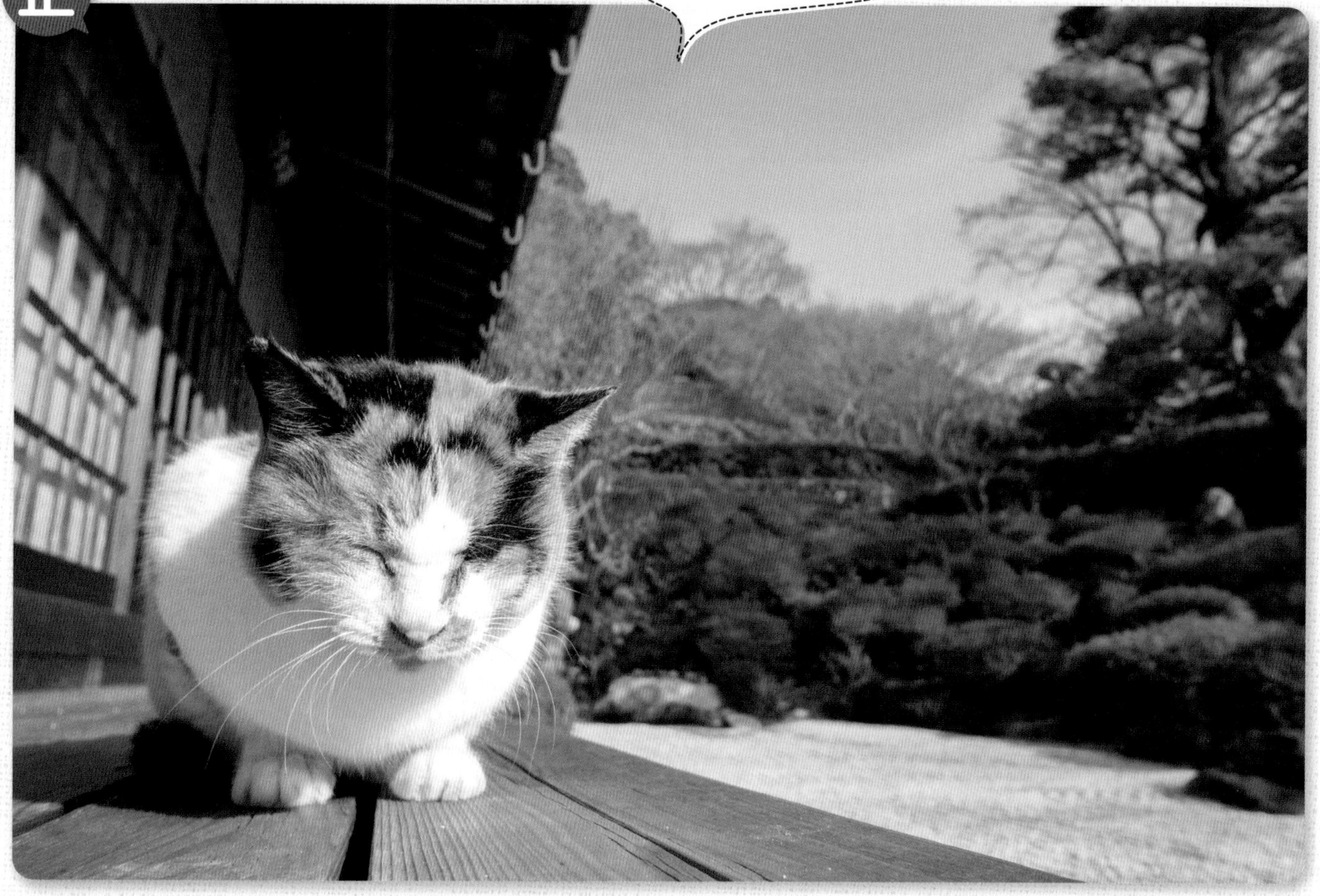

誤　まちがいは5つ。1分で探してにゃ。

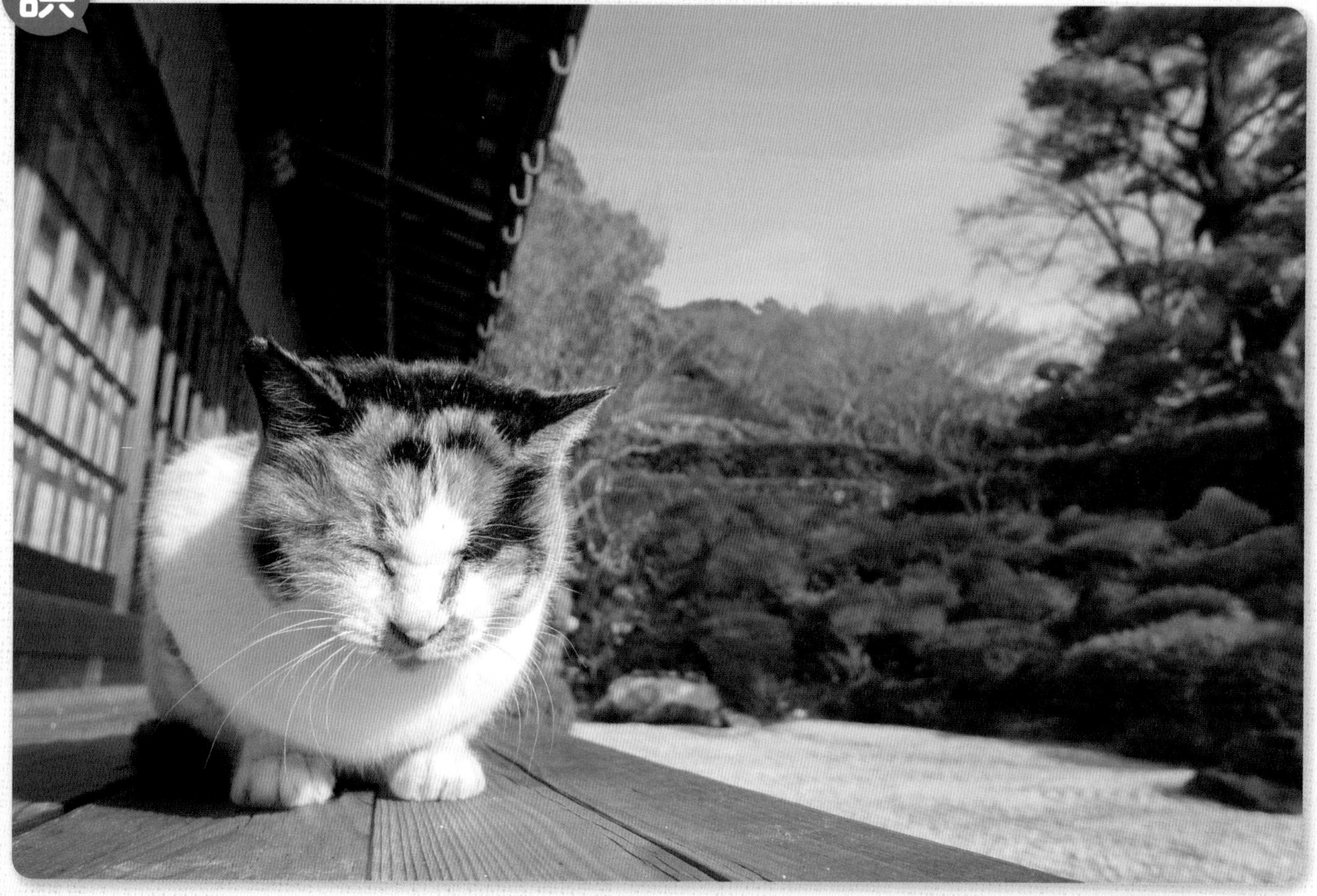

➡解答は68ページ

38 サボリねこ

ふぅ。今日の店番は
あの２人に任せて
もう少し寝ますにゃ

1分で見つけた数	個
全部見つけるまでの時間	分　秒

正

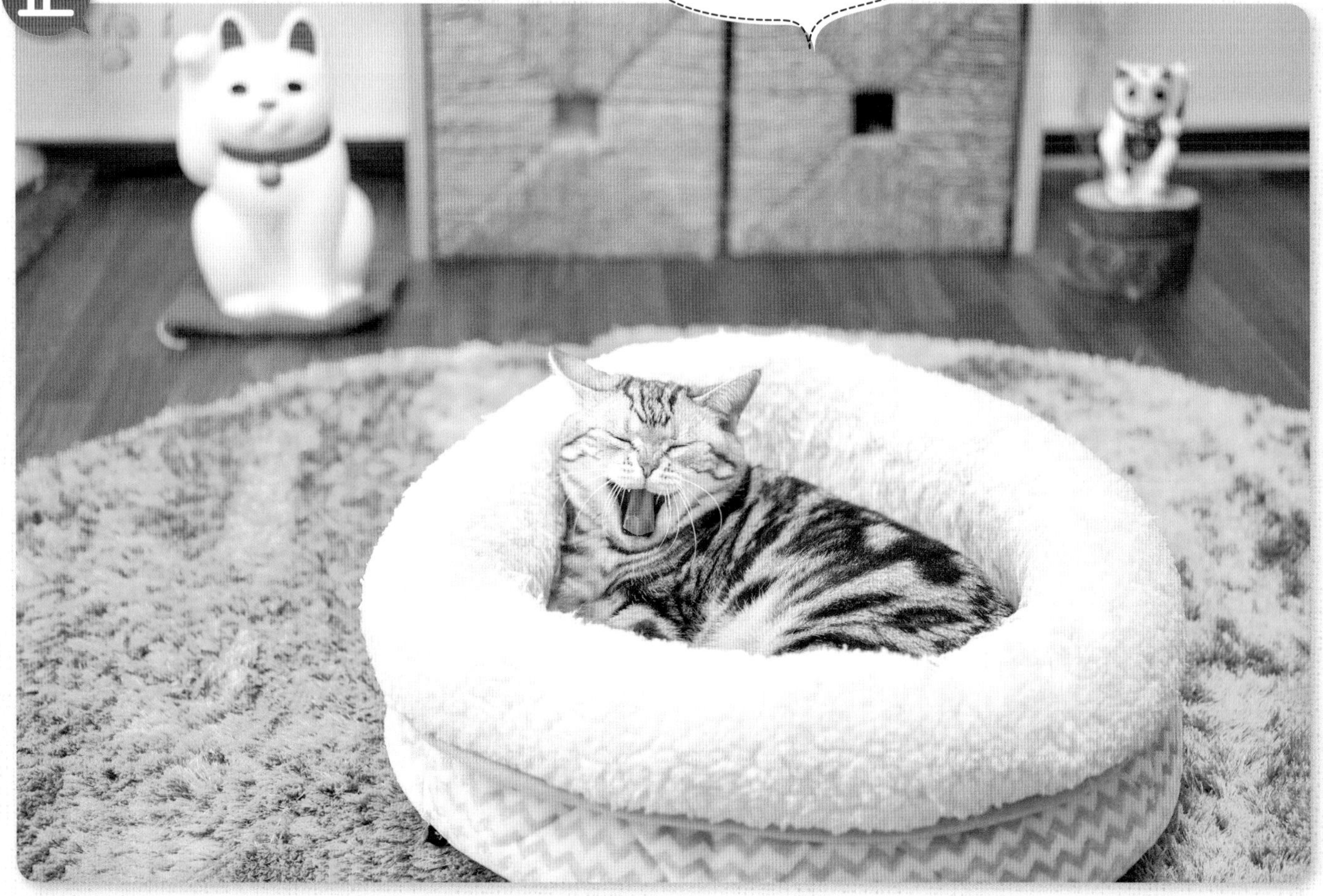

誤　まちがいは5つ。1分で探してにゃ。

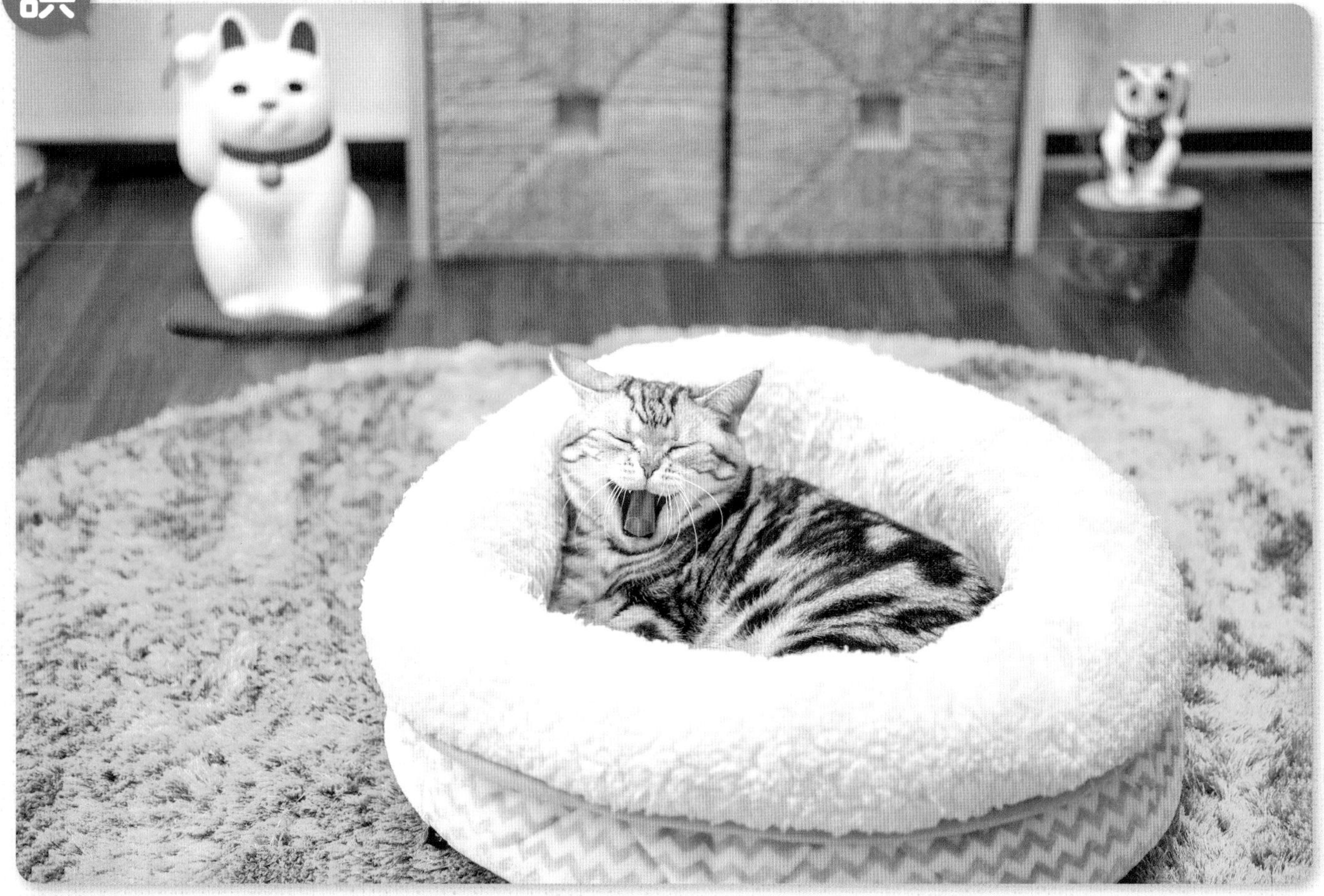

➡解答は69ページ

39 夢見ねこ

わたしも大きくなったら
この帽子かぶれるかにゃ〜

1分で見つけた数	個
全部見つけるまでの時間	分　秒

正

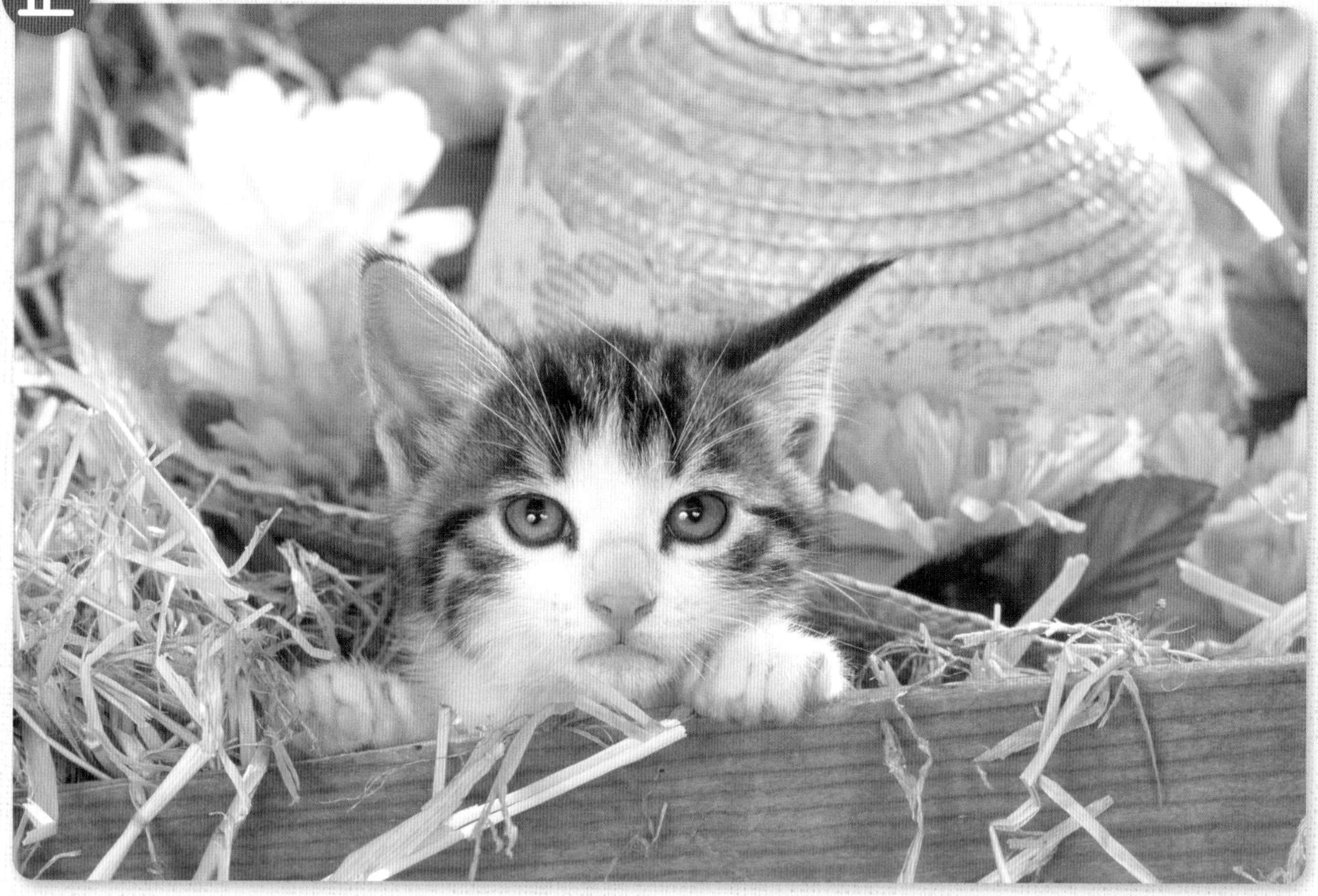

誤

まちがいは5つ。1分で探してにゃ。

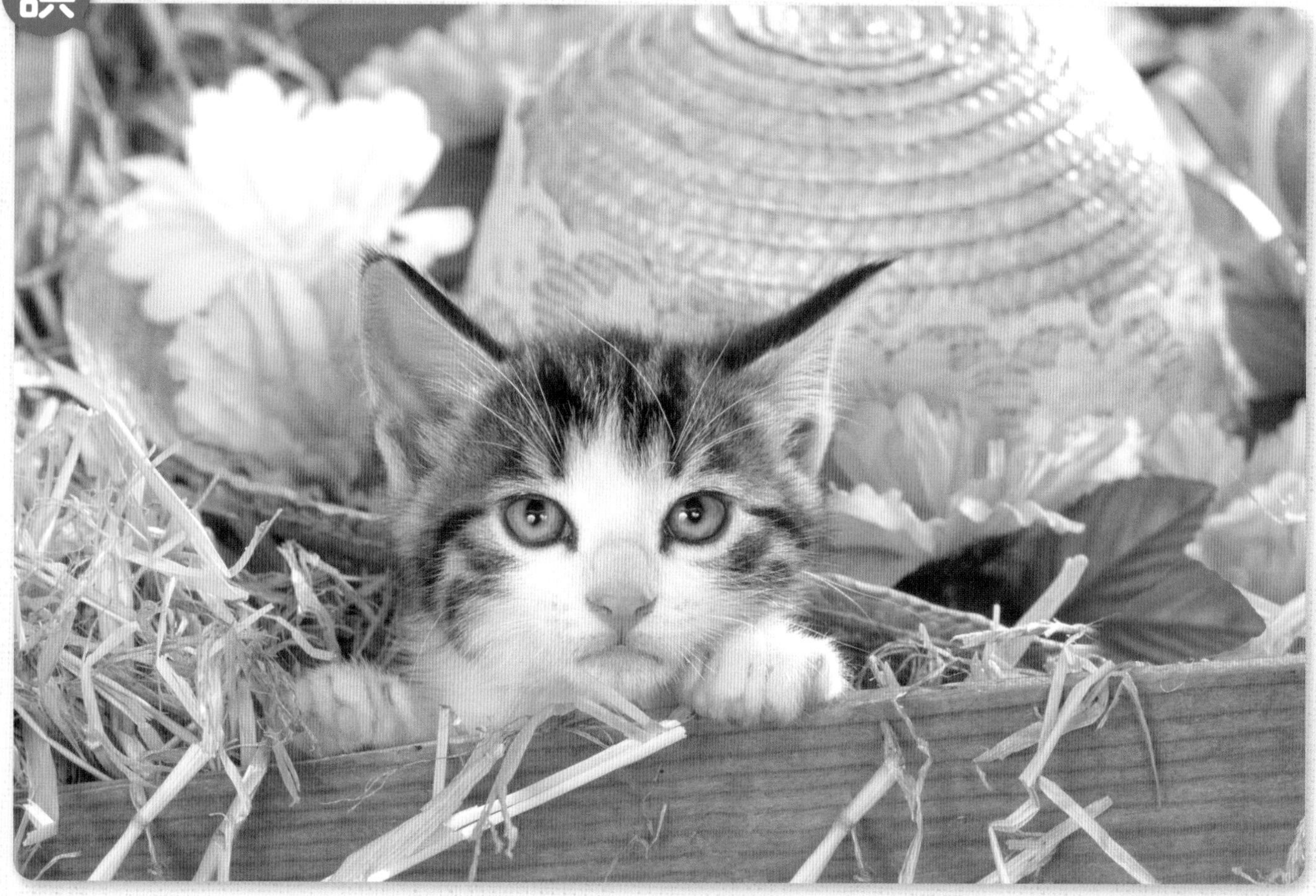

➡解答は69ページ

40 まどろみねこ

なんかうるさいにゃ…
あ、結婚式だったのね。
おめでと

1分で見つけた数	個
全部見つけるまでの時間	分　秒

正

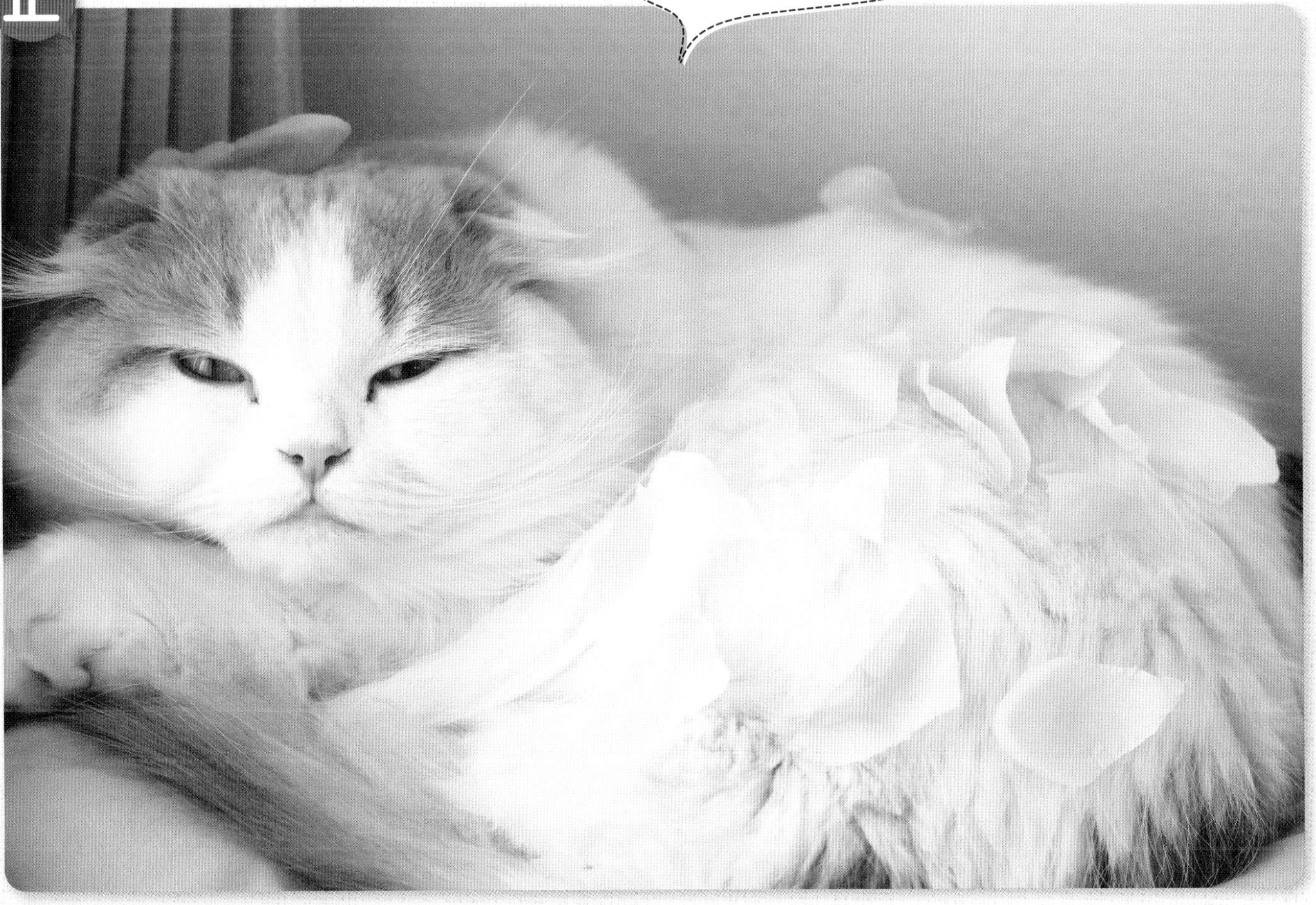

誤　まちがいは5つ。1分で探してにゃ。

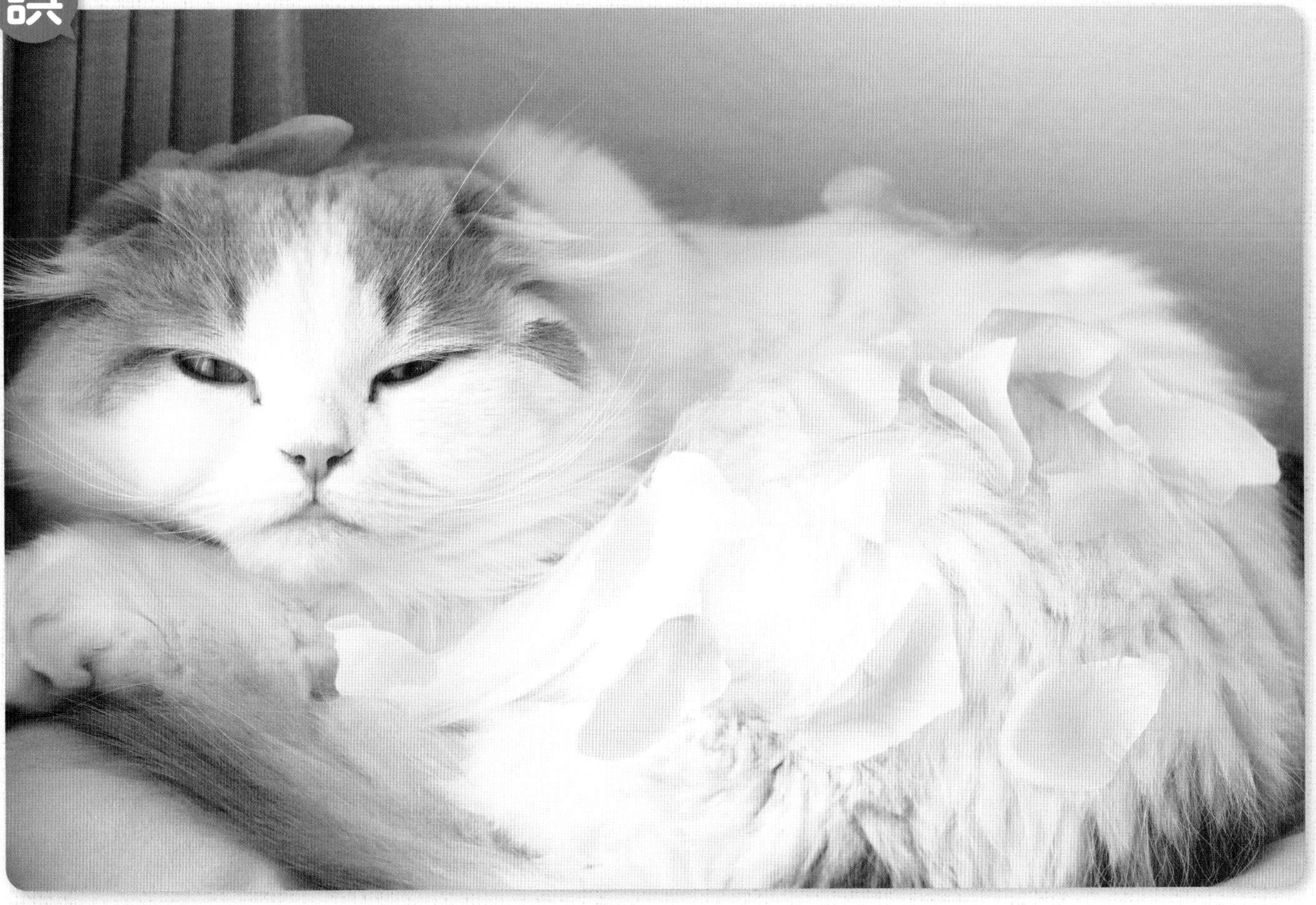

➡解答は69ページ

41 熟年夫婦ねこ

あ、おかえり～

1分で見つけた数		個
全部見つけるまでの時間	分	秒

正

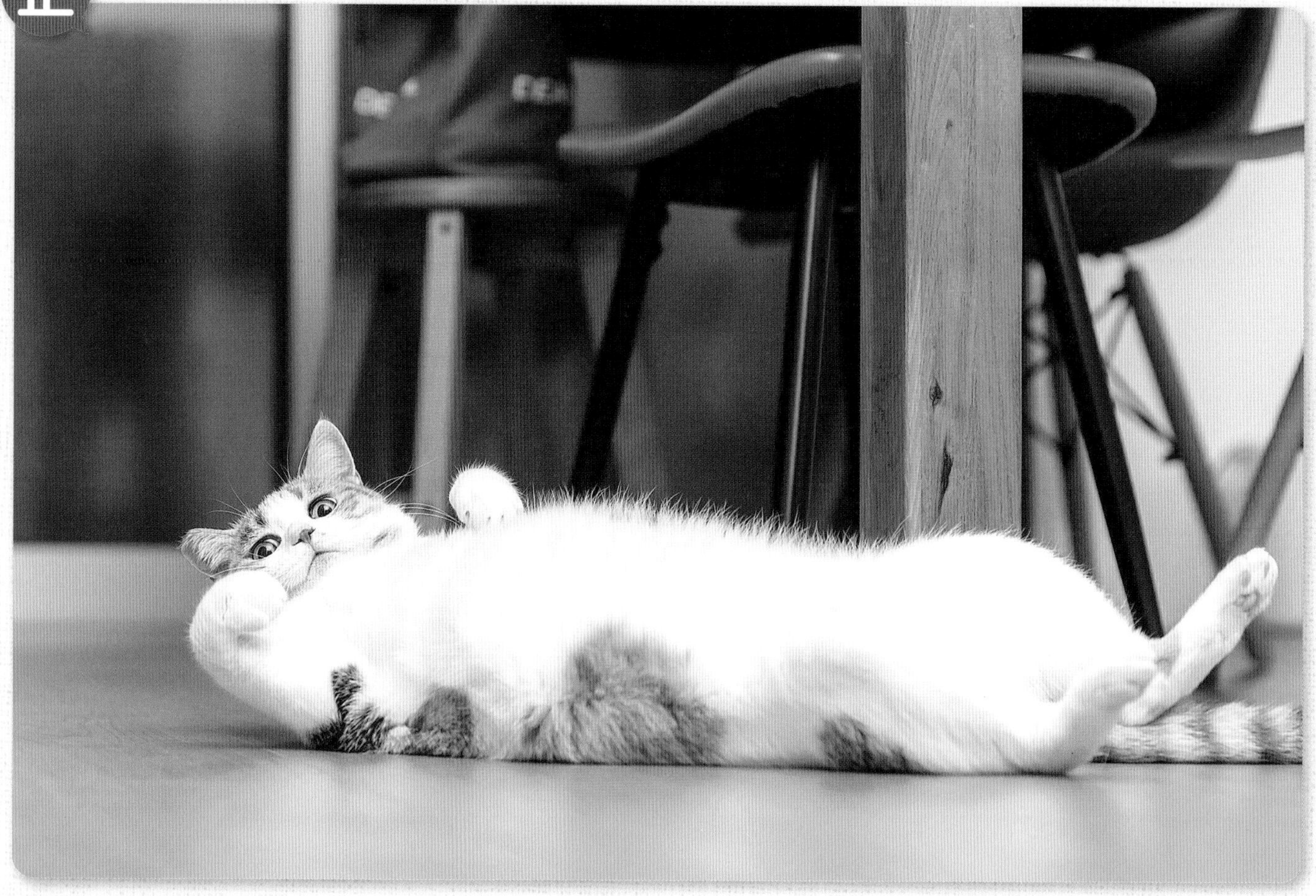

誤　まちがいは5つ。1分で探してにゃ。

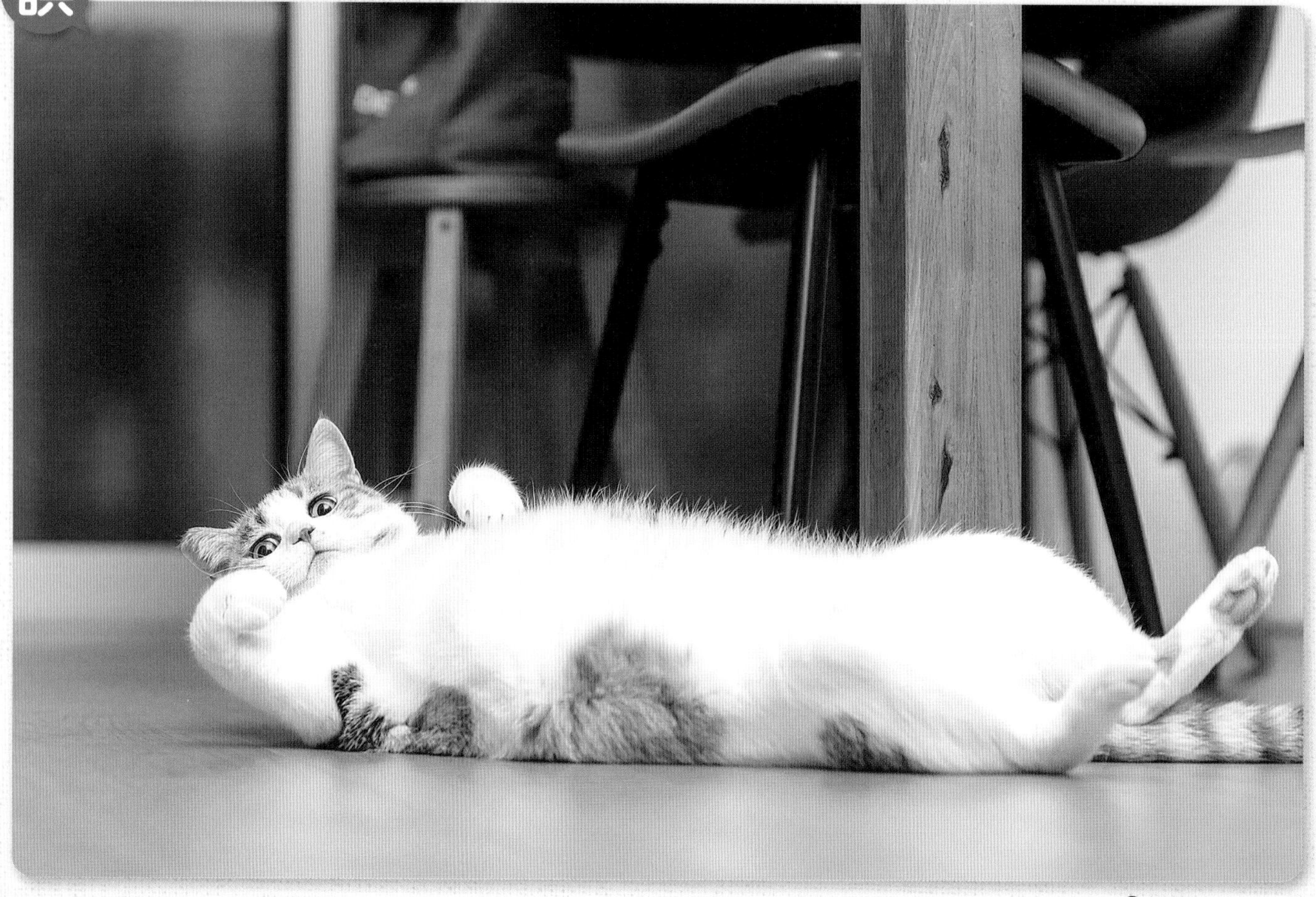

➡解答は69ページ

42 鍋奉行ねこ

ダシが
きいてるにゃー

1分で見つけた数	個
全部見つけるまでの時間	分　秒

正

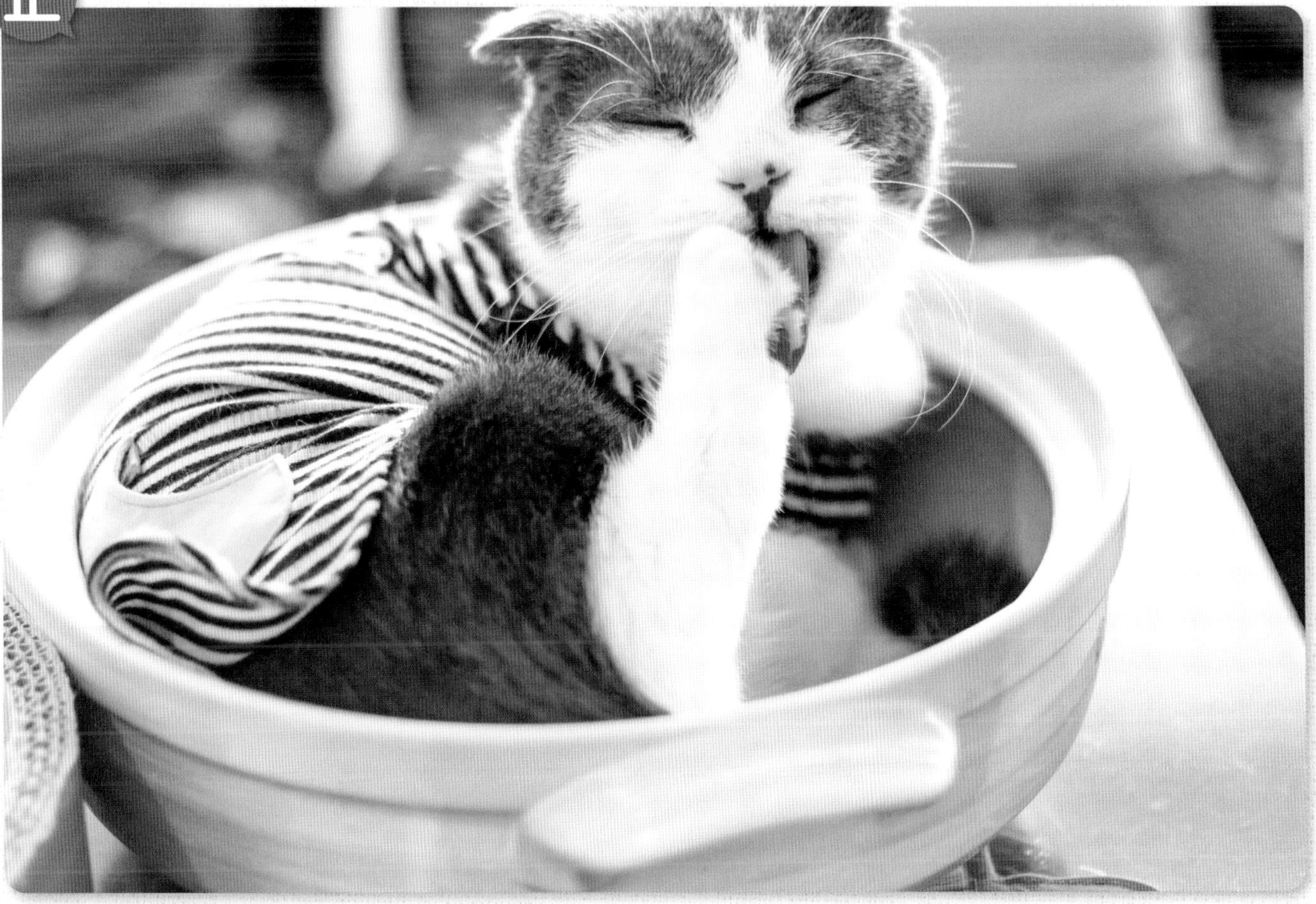

誤　まちがいは5つ。1分で探してにゃ。

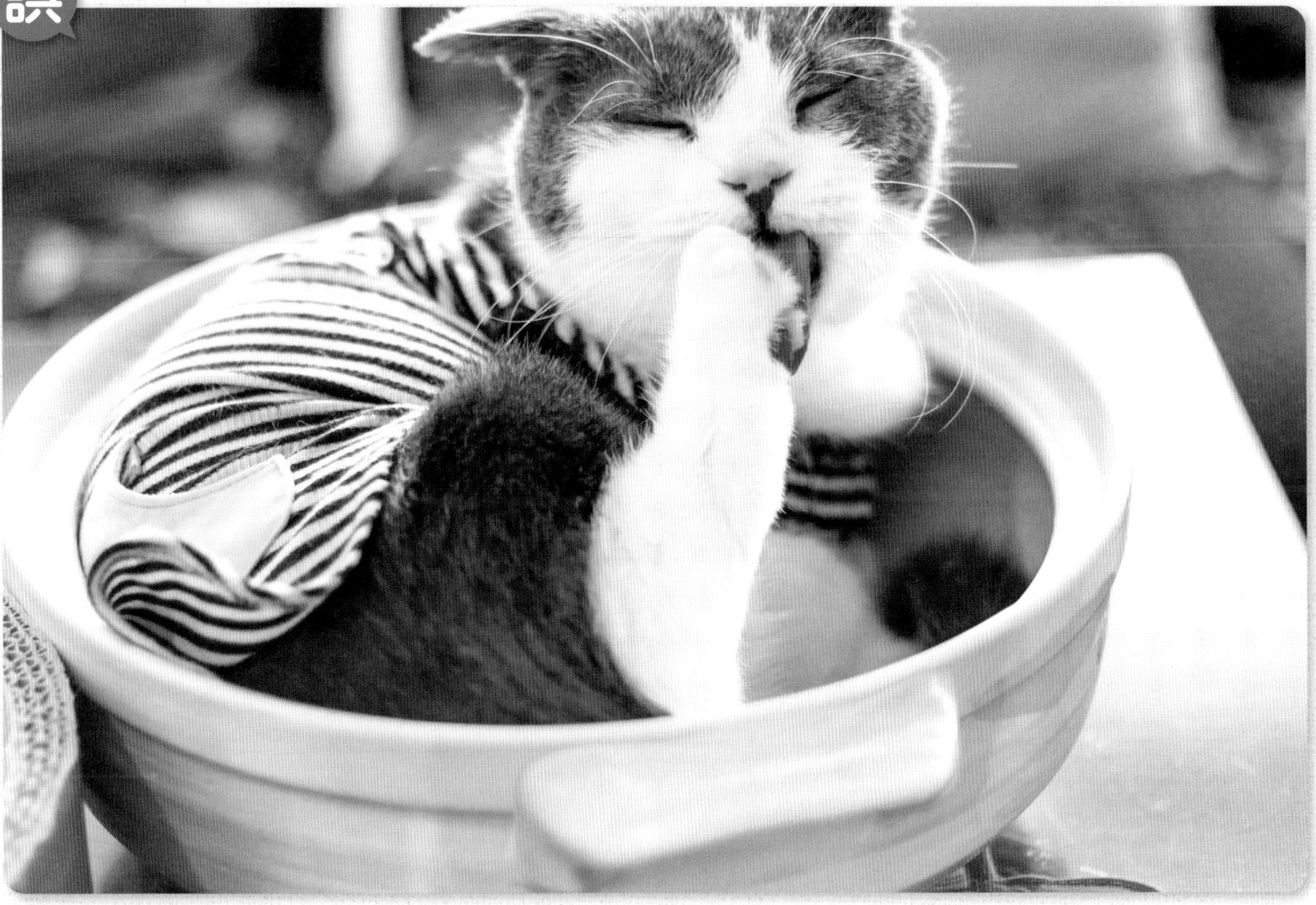

➡解答は69ページ

43 観察ねこ

ご主人また、
パンツ一丁で歩いてるにゃ

1分で見つけた数	個
全部見つけるまでの時間	分　秒

正

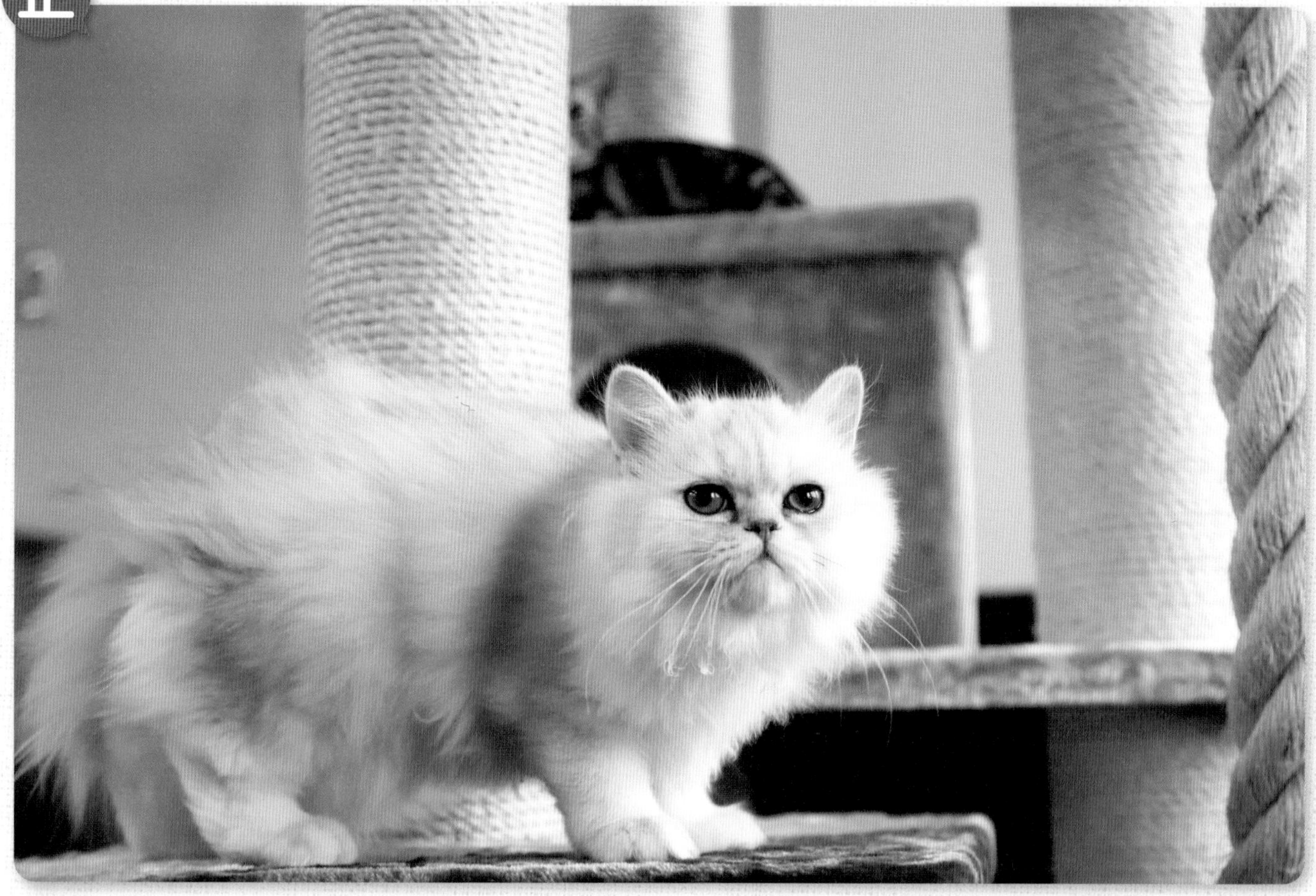

誤

まちがいは5つ。1分で探してにゃ。

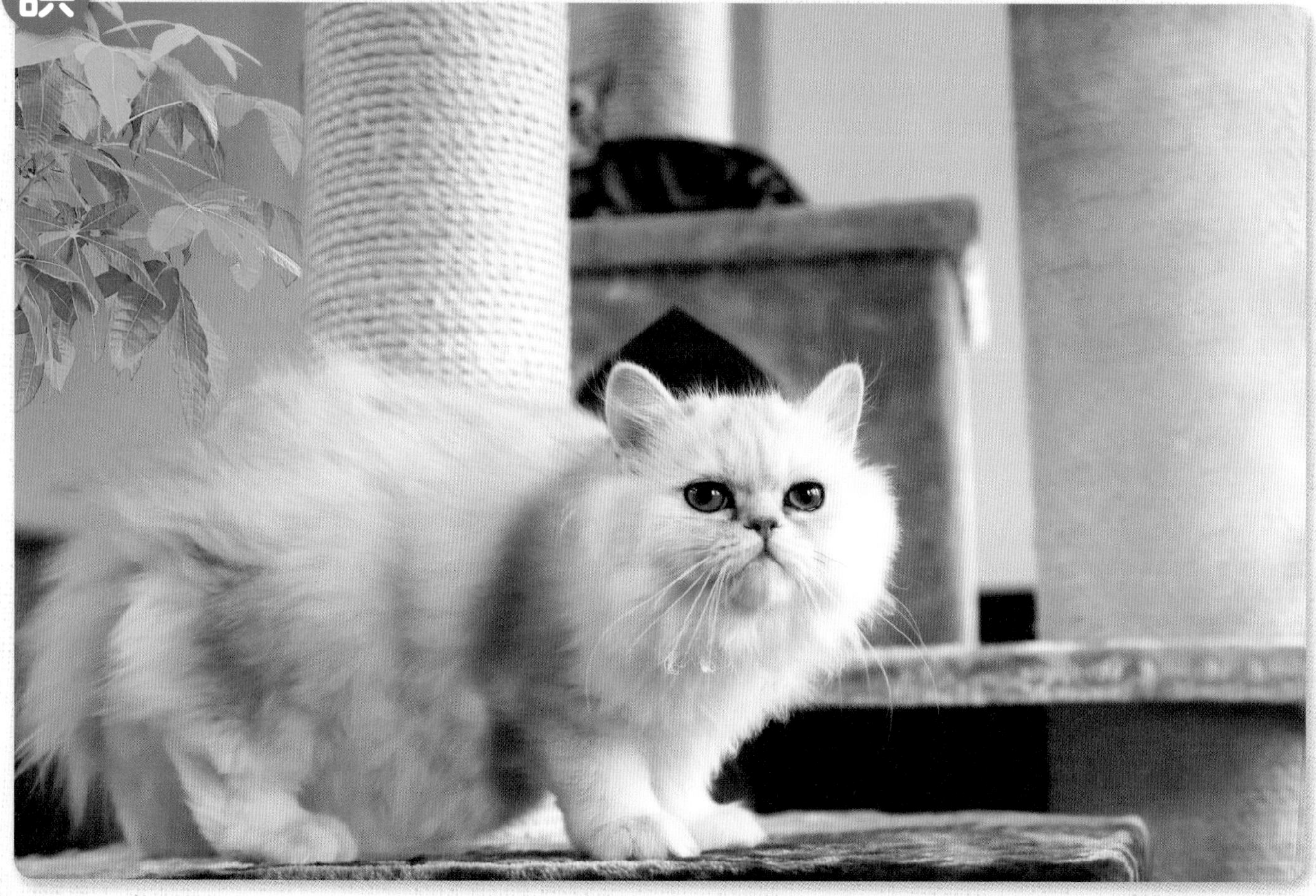

➡解答は69ページ

44 ボスねこ

よぉ、若えの。
ちょっとこっちこいや

1分で見つけた数	個
全部見つけるまでの時間	分　秒

正

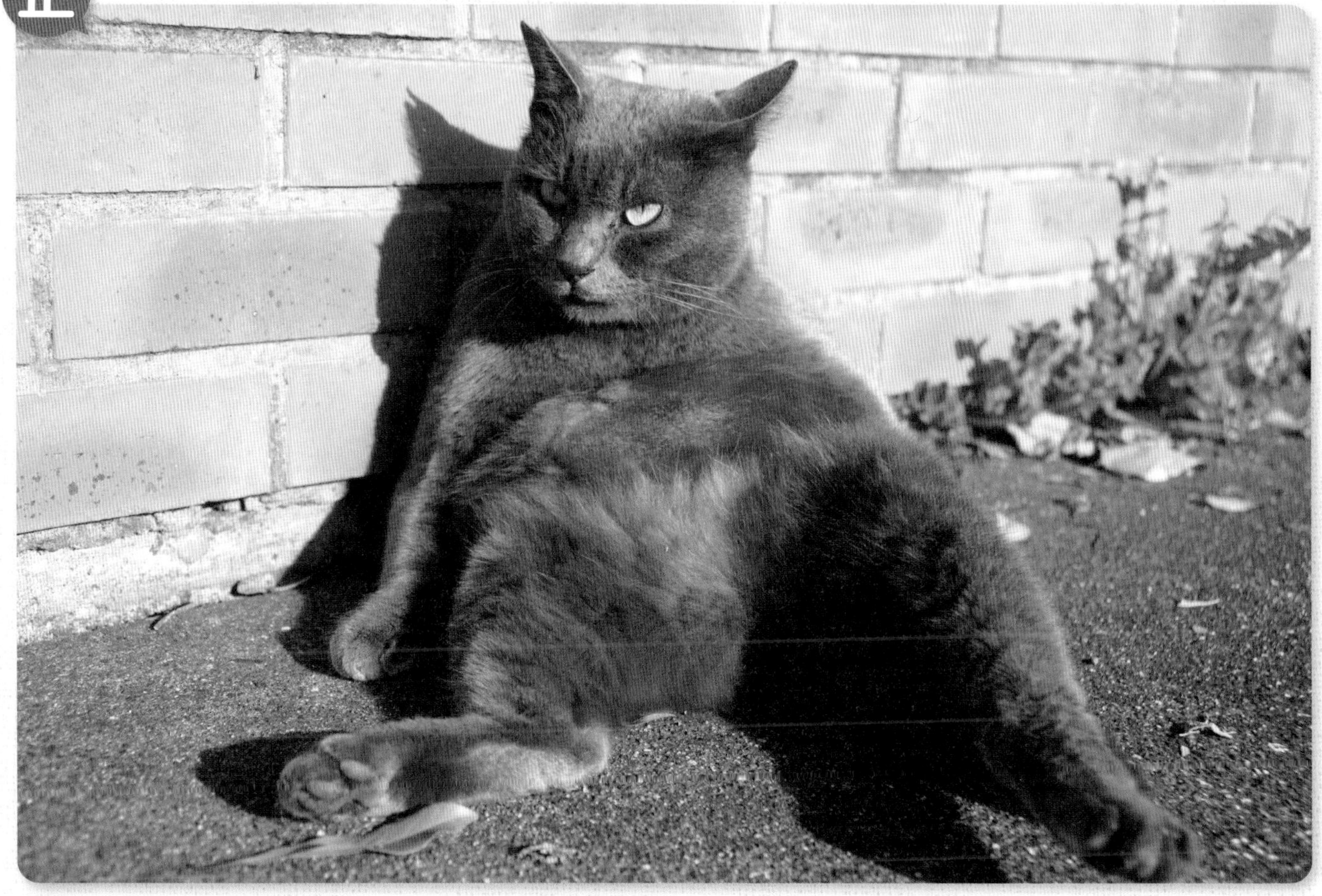

誤　まちがいは5つ。1分で探してにゃ。

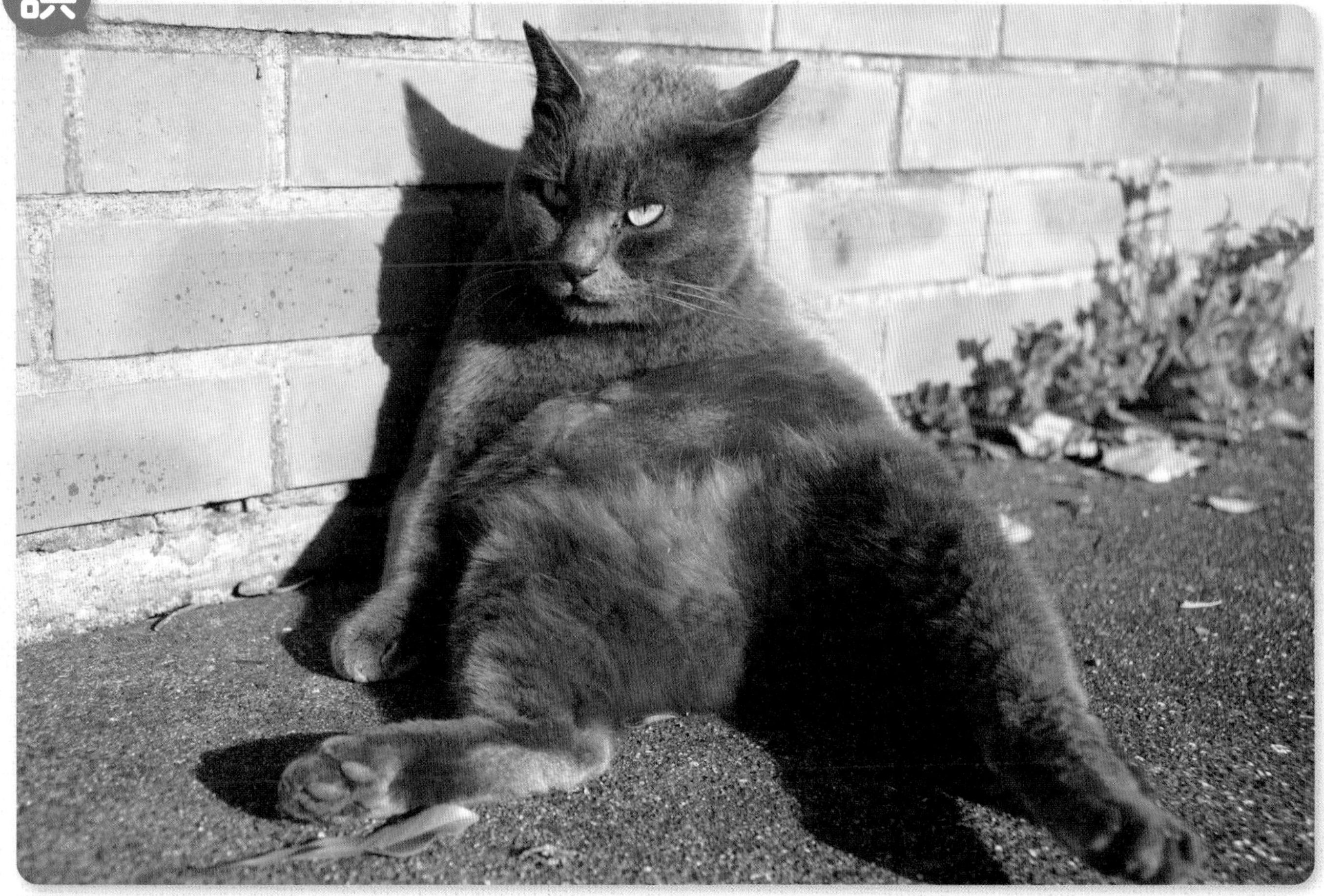

➡解答は69ページ

45 おじゃまねこ

パソコンをいじるなら
わたしをモフれば
いいじゃない

1分で見つけた数	個
全部見つけるまでの時間	分　秒

正

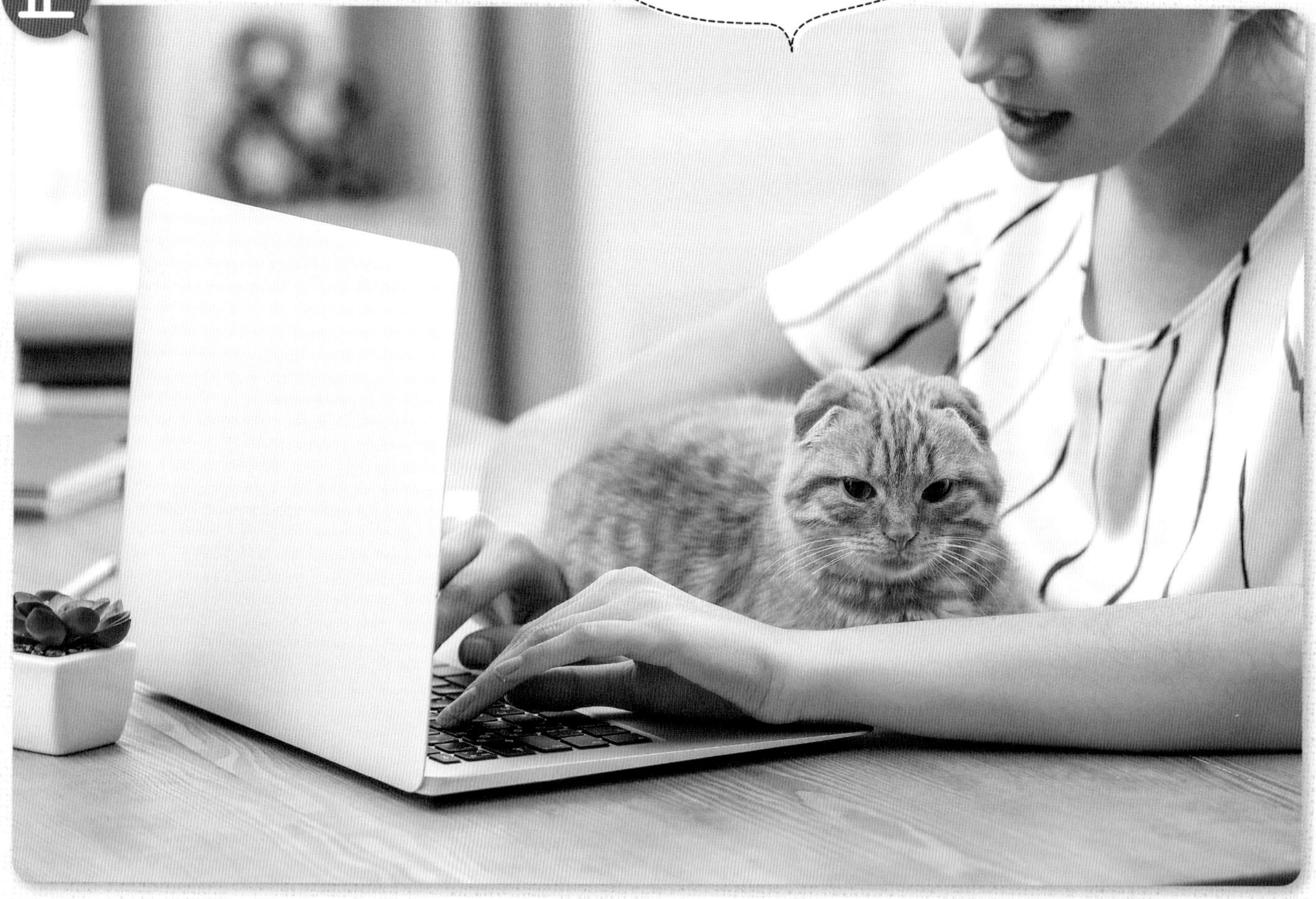

誤　まちがいは5つ。1分で探してにゃ。

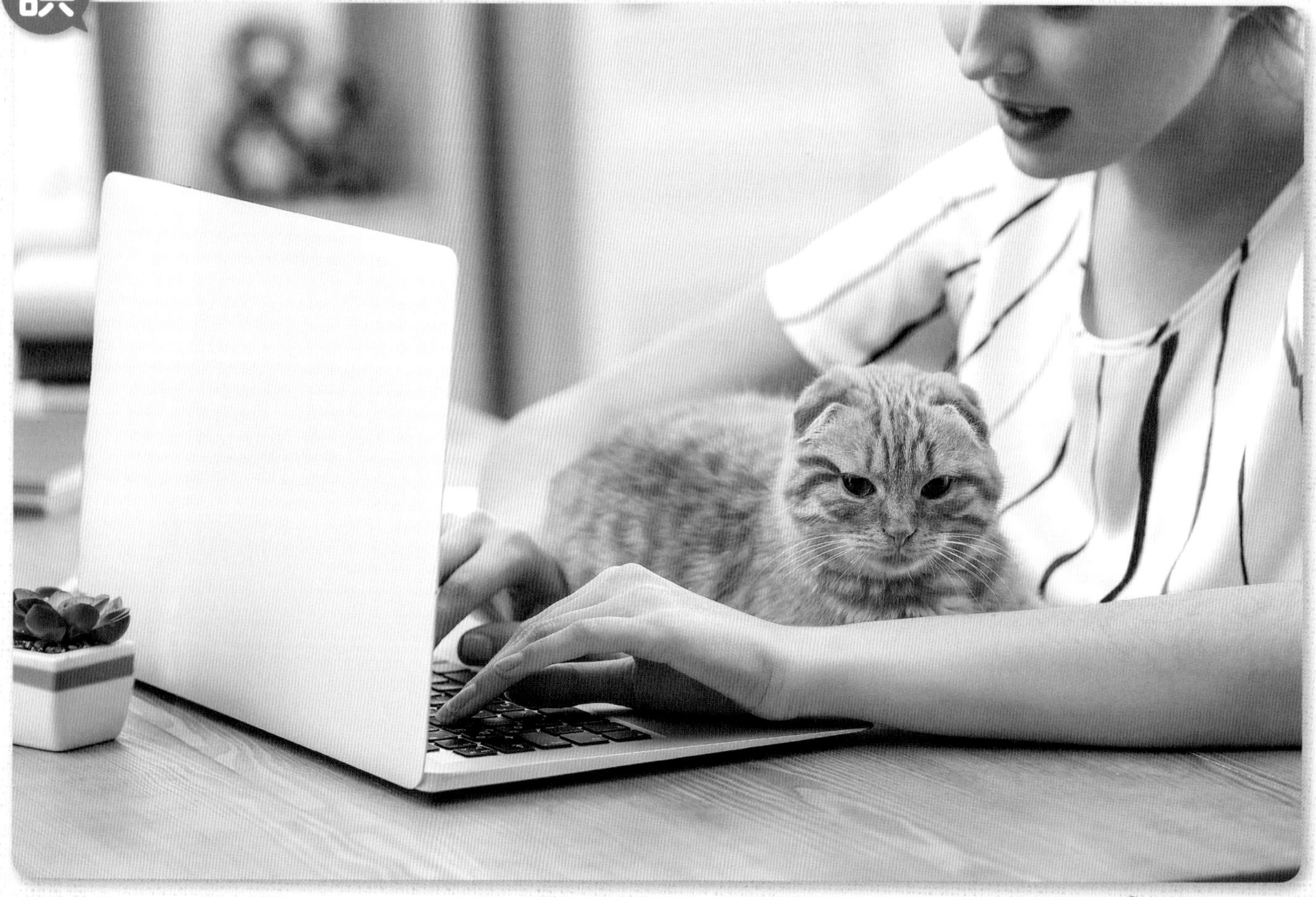

➡解答は69ページ

46 不安定ねこ

今、揺れました？

1分で見つけた数	個
全部見つけるまでの時間	分　秒

正

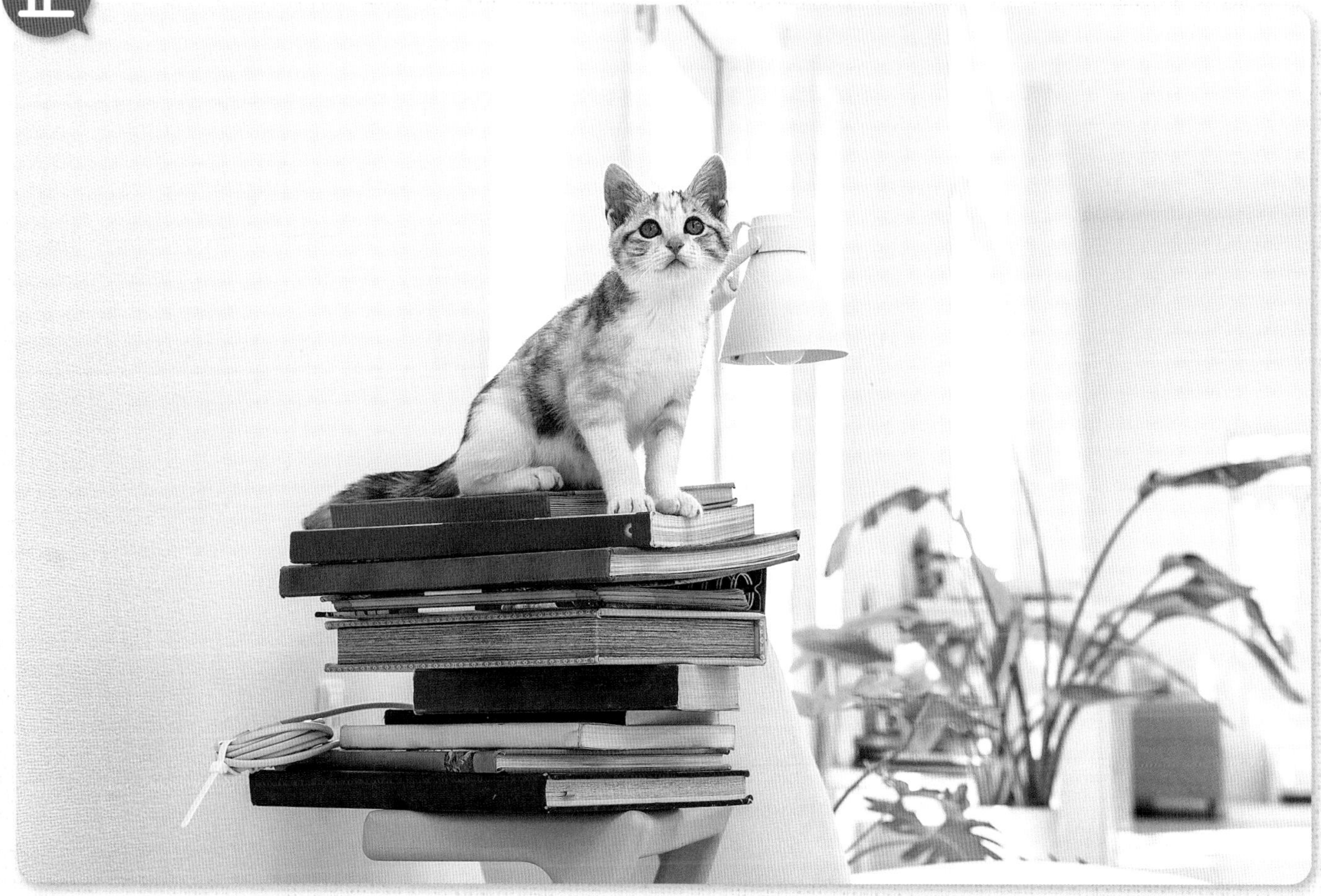

誤　まちがいは5つ。1分で探してにゃ。

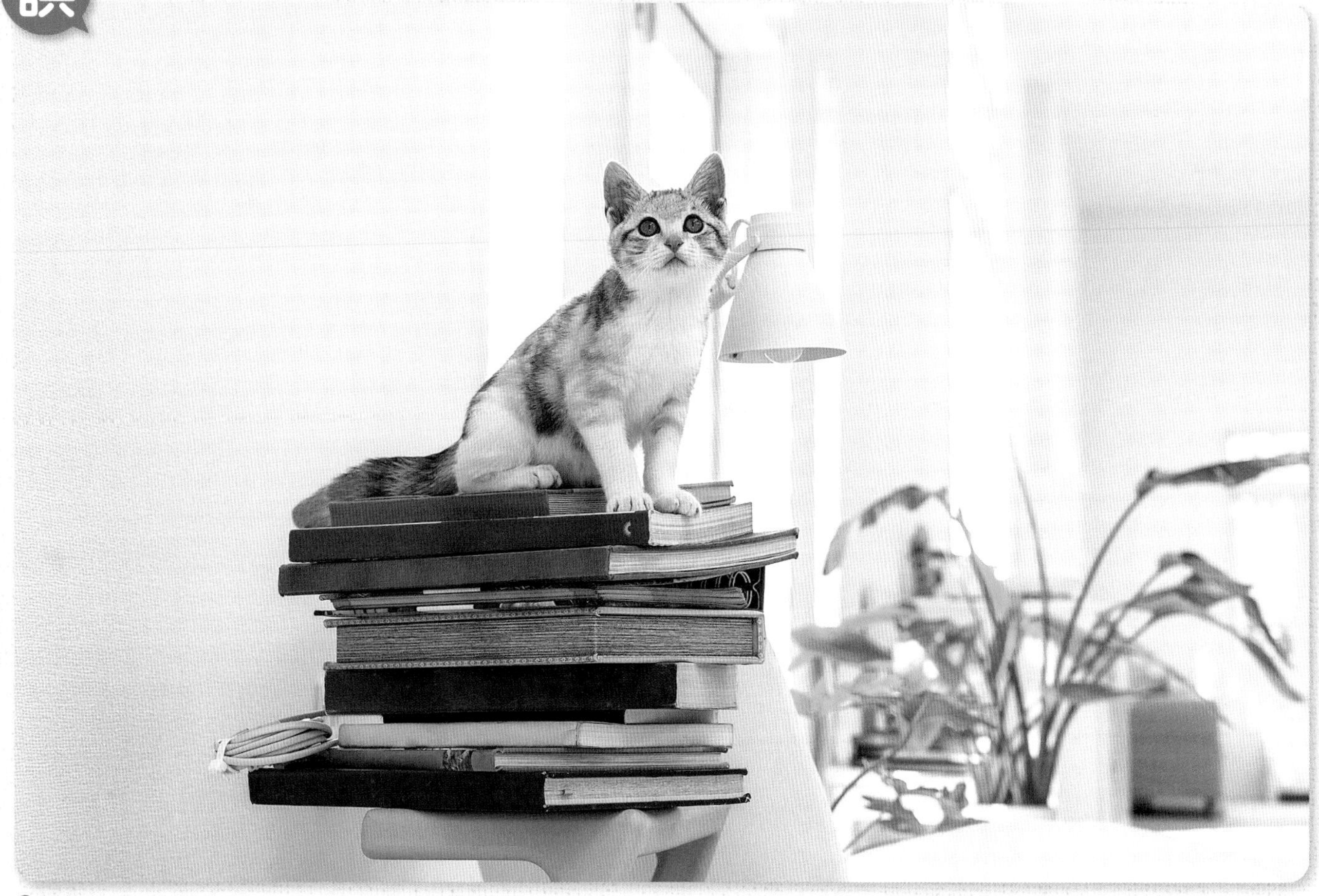

➡解答は70ページ

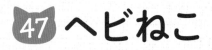

47 ヘビねこ

は虫類のマネ
してまーす

1分で見つけた数	個
全部見つけるまでの時間	分　秒

正

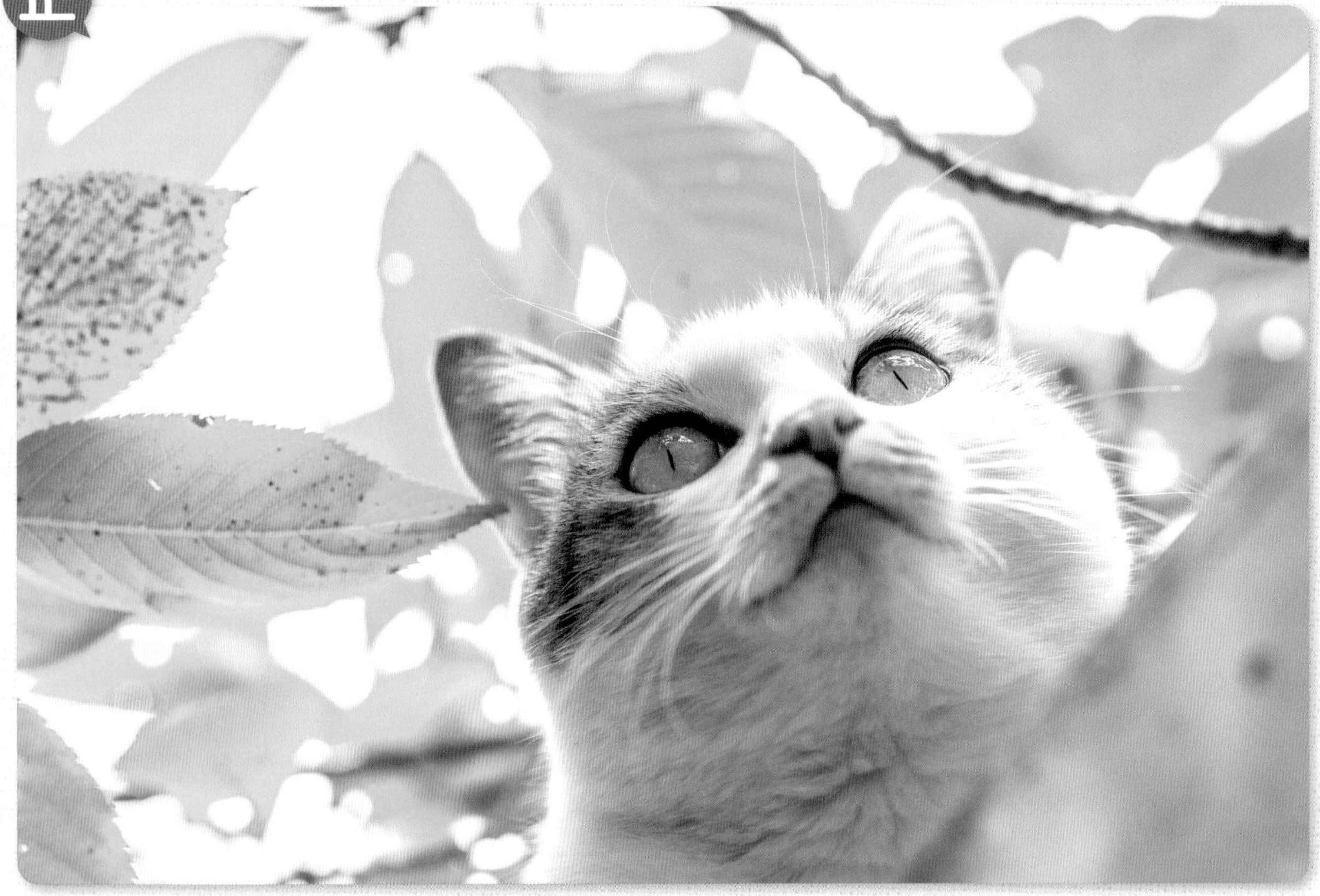

誤　まちがいは5つ。1分で探してにゃ。

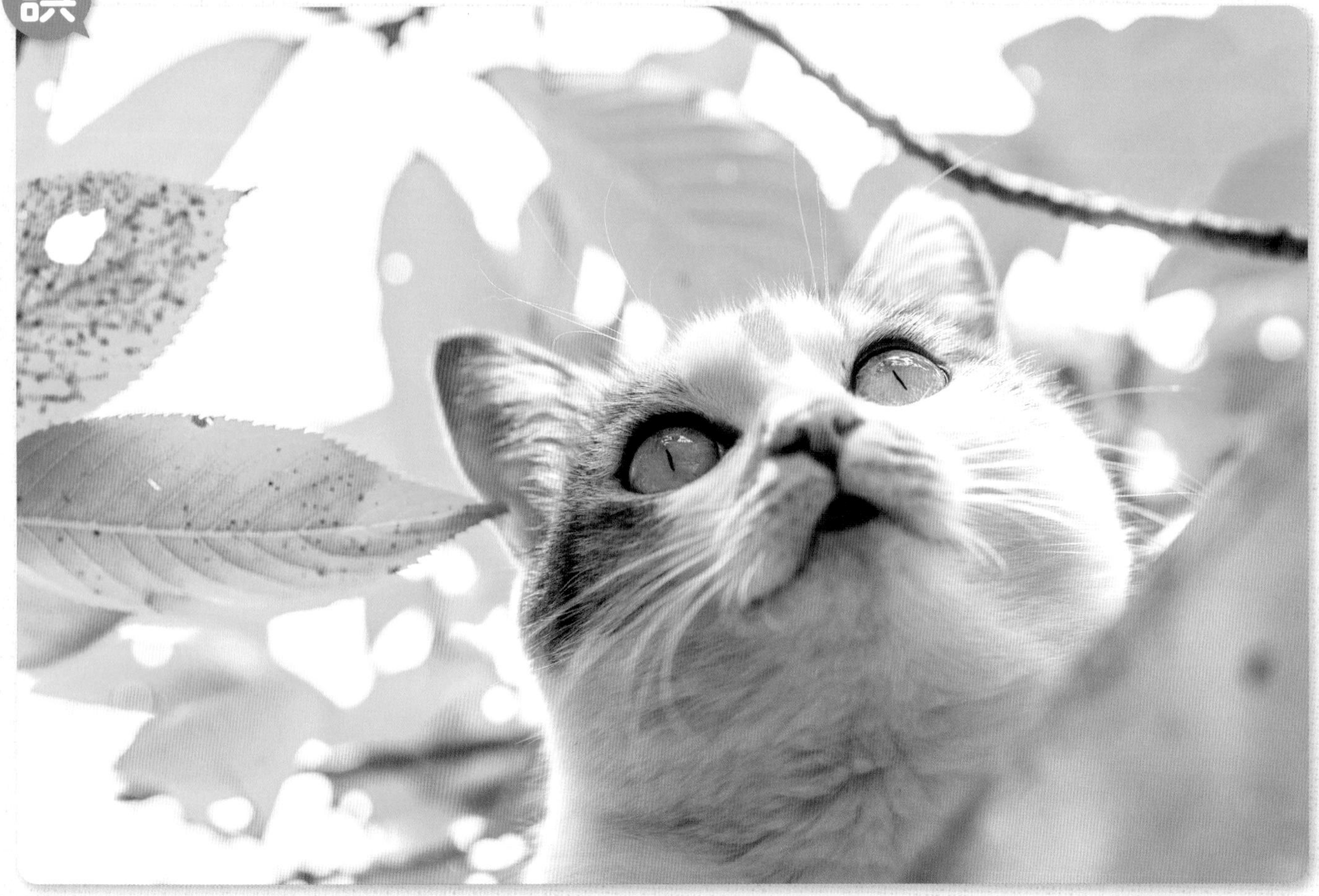

➡解答は70ページ

48 神社ねこ

さて、神主は
だれでしょう？

1分で見つけた数	個
全部見つけるまでの時間	分　秒

正

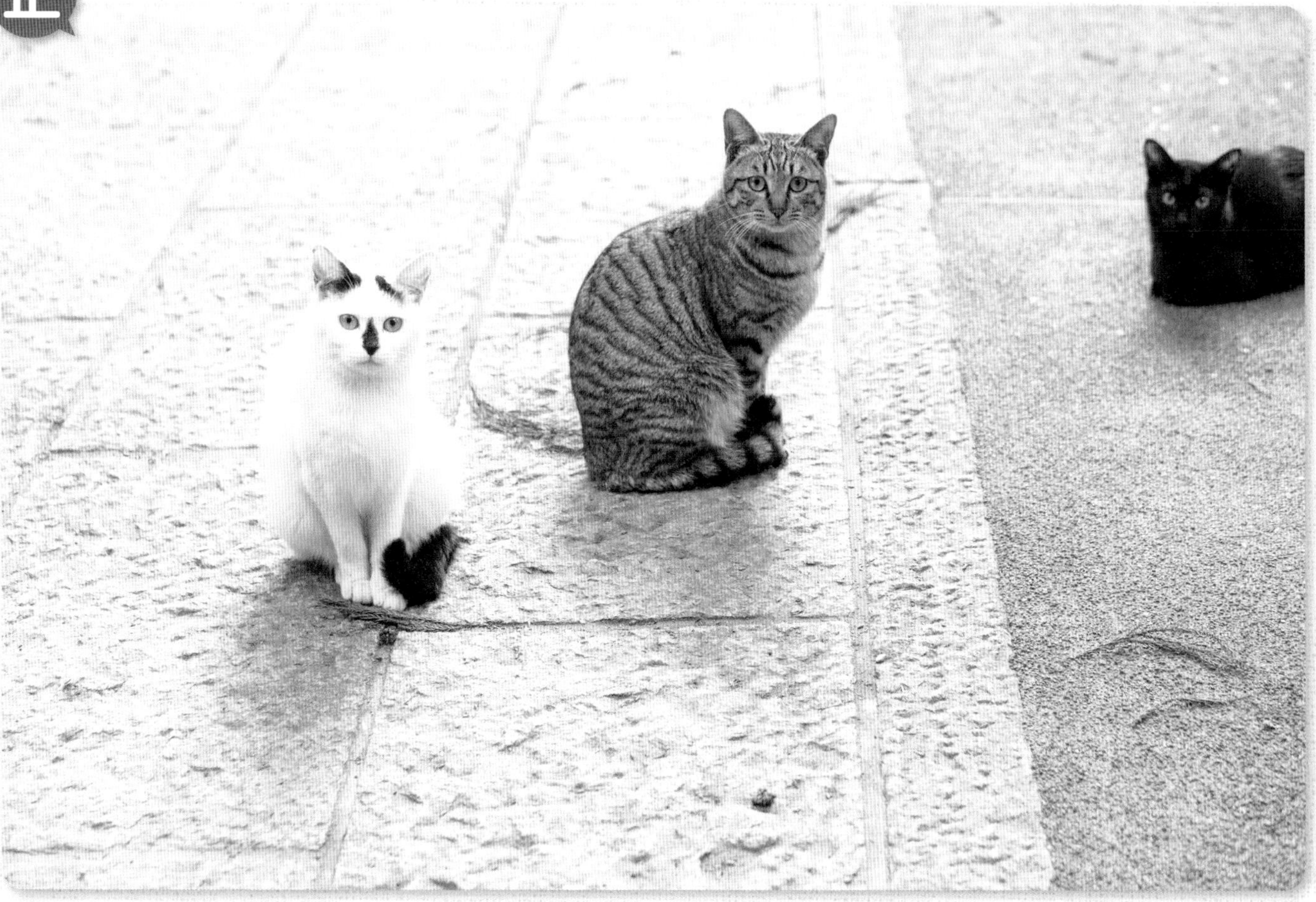

誤　まちがいは5つ。1分で探してにゃ。

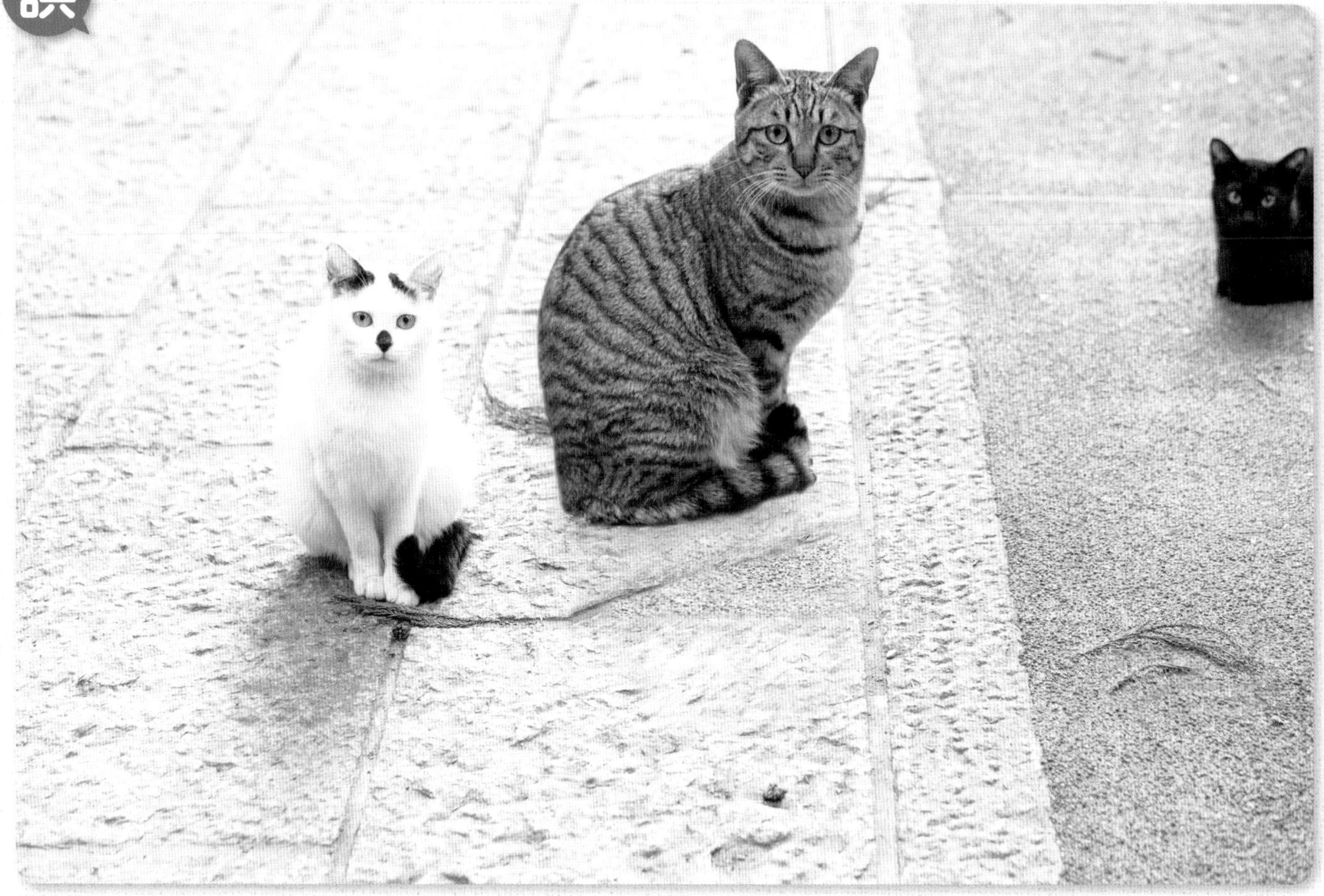

➡解答は70ページ

49 古株ねこ

わしが、ここの牢名主じゃが。
新入りかね？

1分で見つけた数	個
全部見つけるまでの時間	分　秒

正

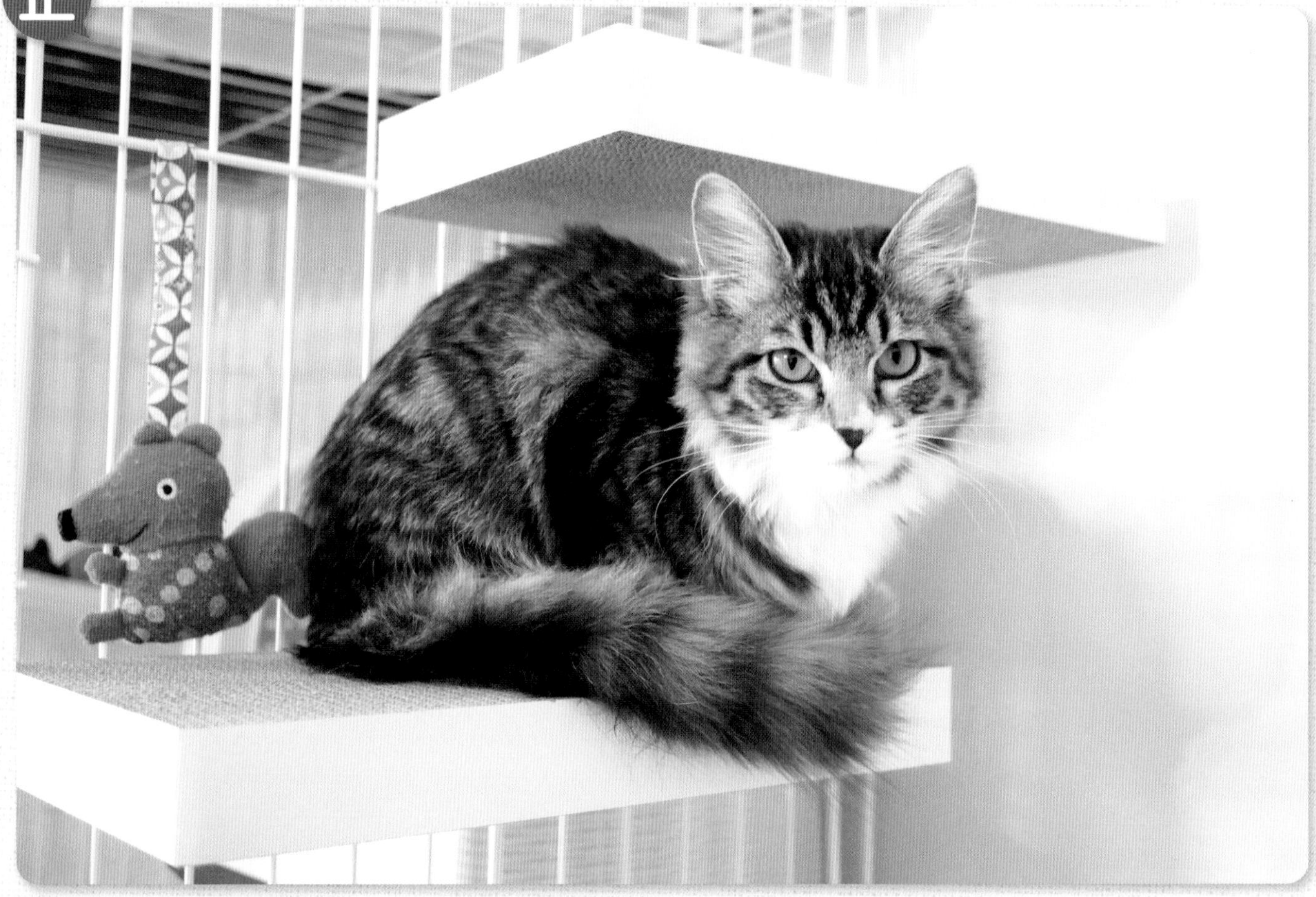

誤　まちがいは5つ。1分で探してにゃ。

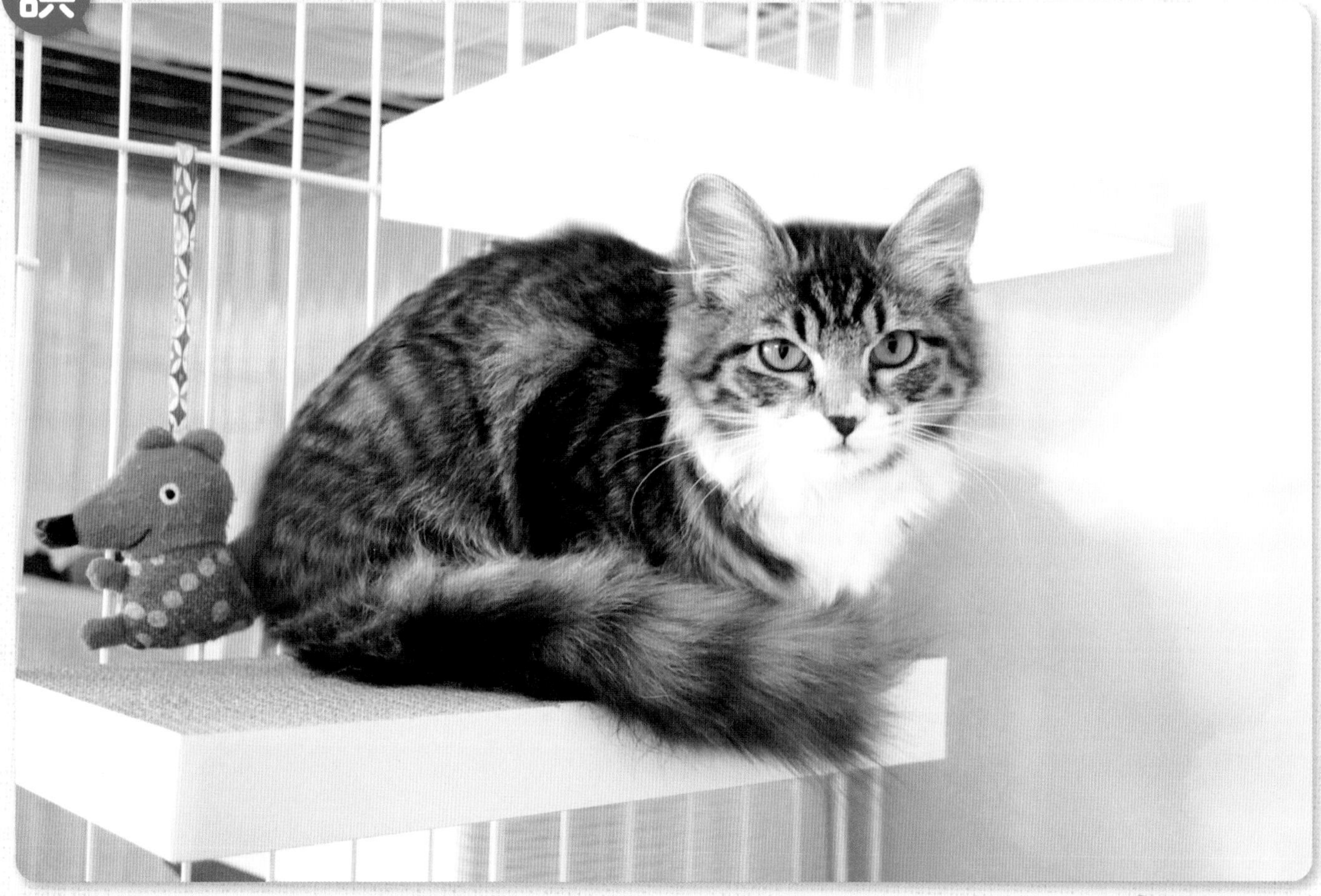

➡解答は70ページ

50 待ちぼうけねこ

トナカイ役の
ネズミこない

1分で見つけた数	個
全部見つけるまでの時間	分　秒

正

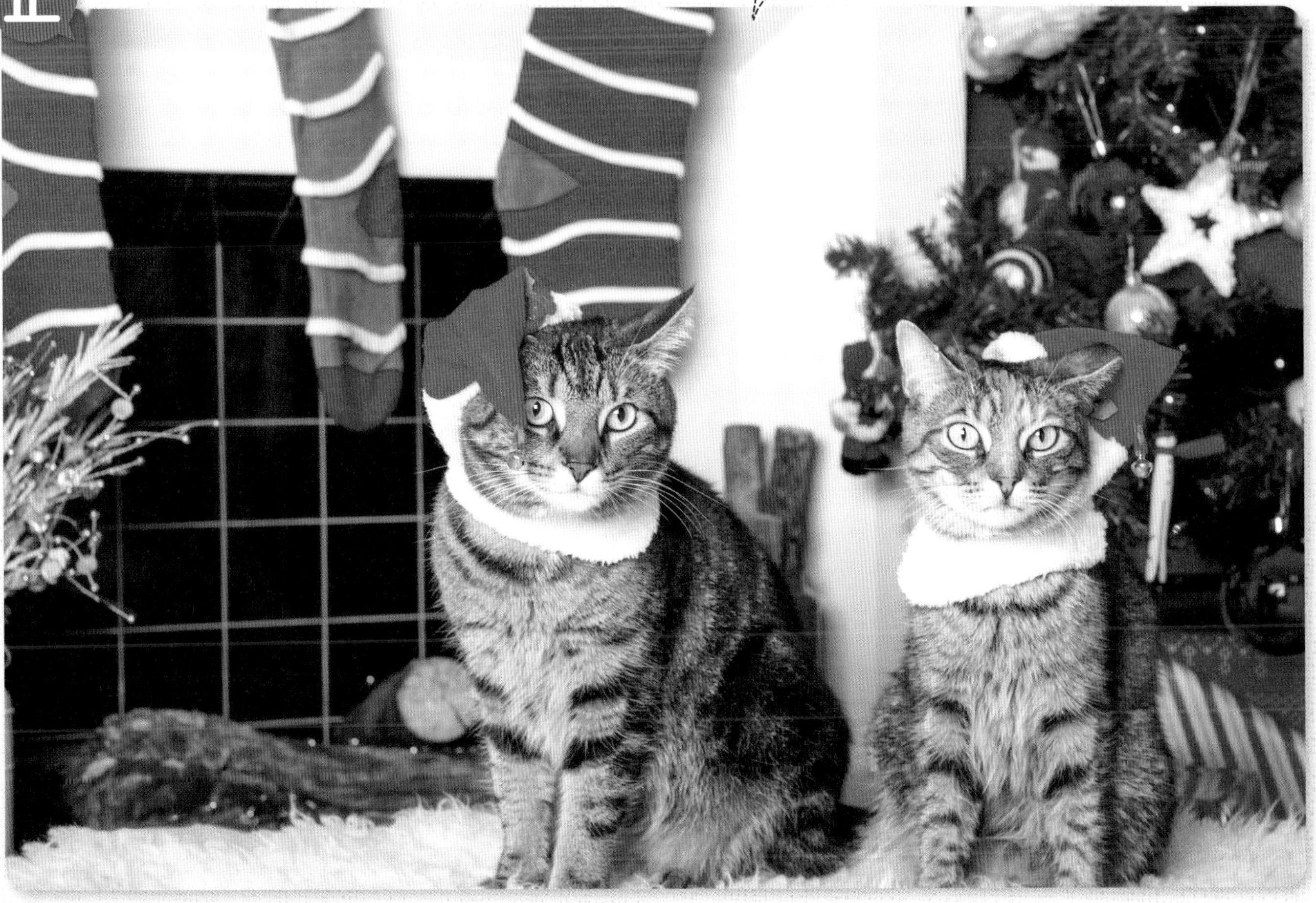

誤

まちがいは5つ。1分で探してにゃ。

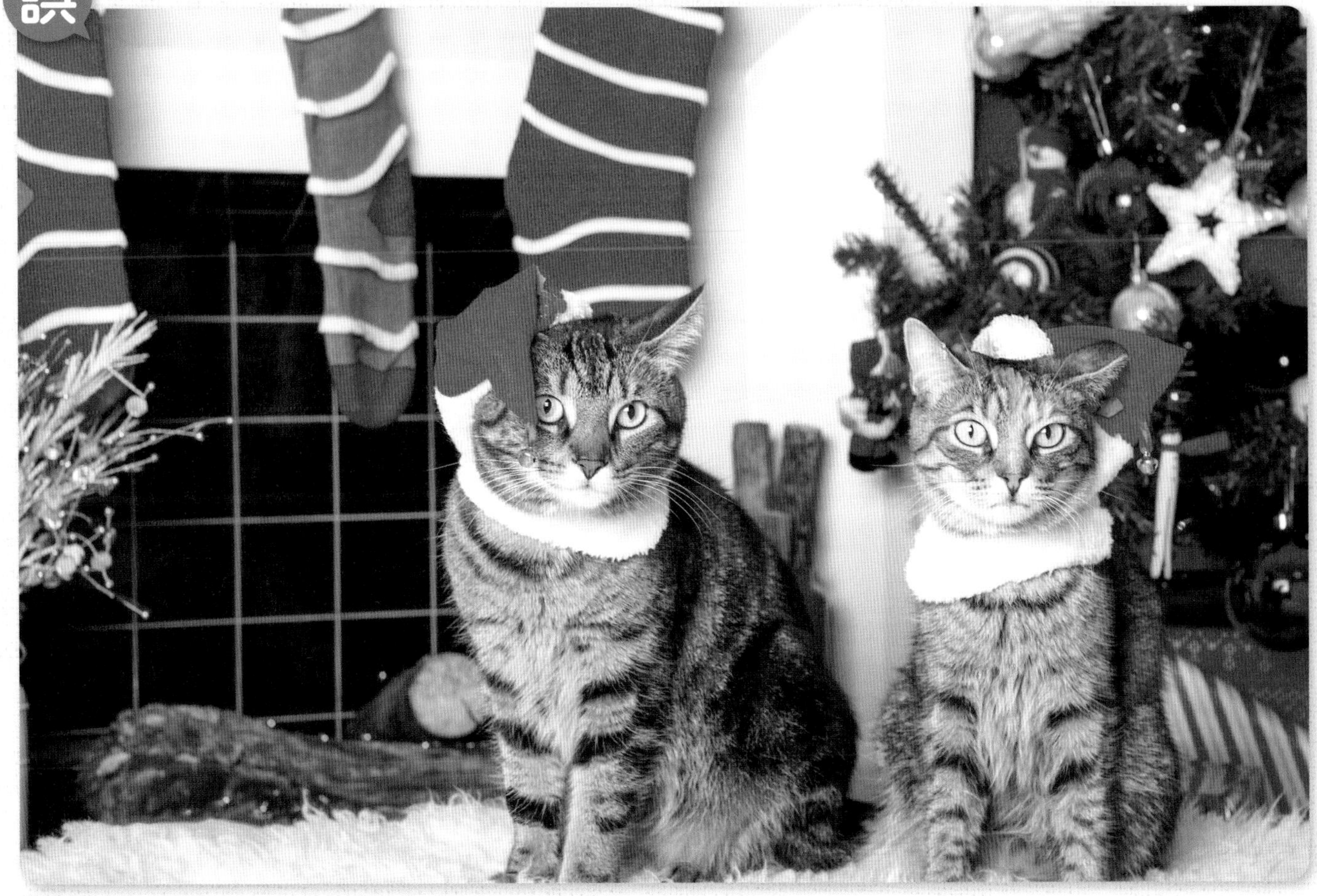

➡解答は70ページ

51 背伸びねこ

ねこ背を
矯正するにゃー

1分で見つけた数	個
全部見つけるまでの時間	分　秒

正

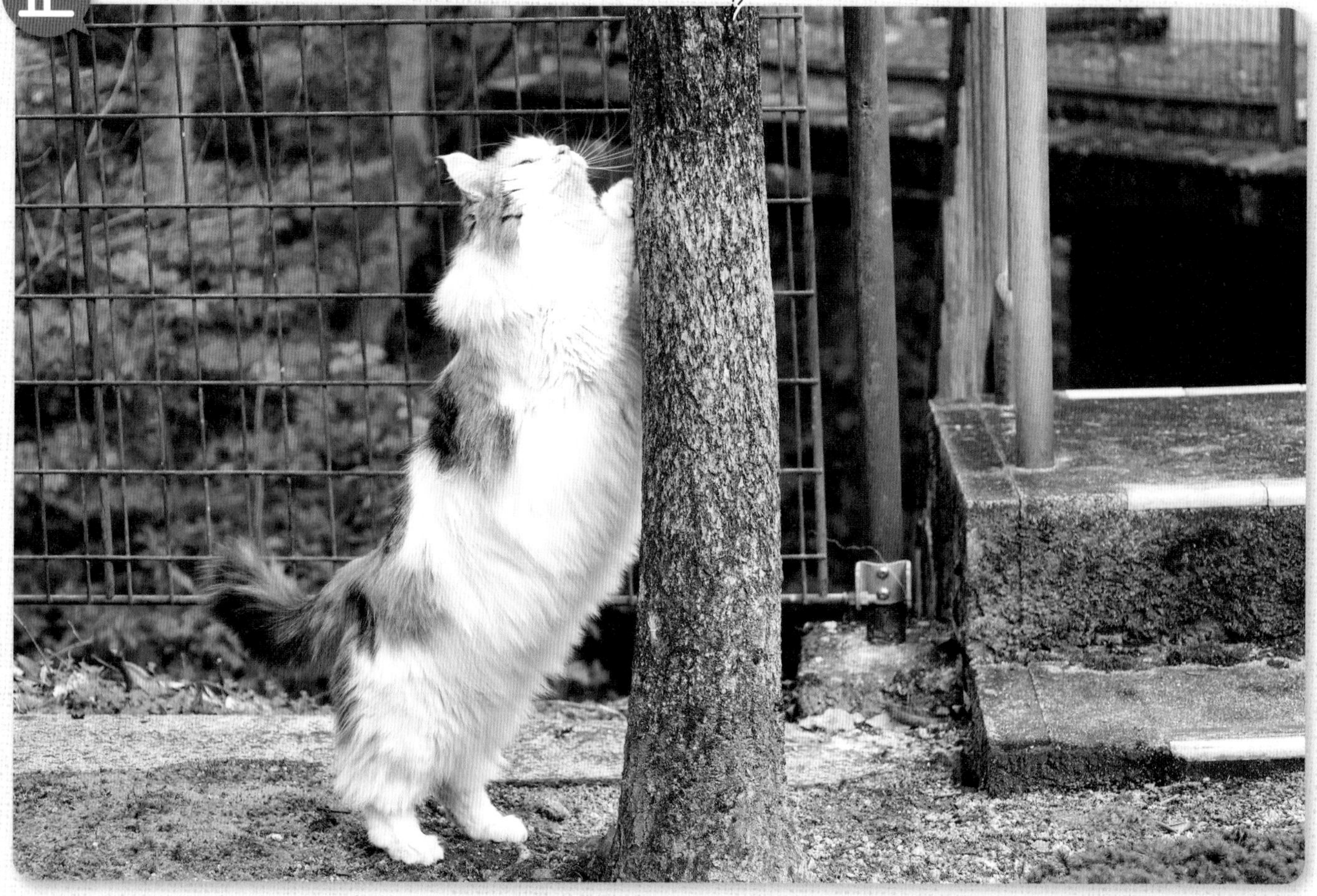

誤　まちがいは5つ。1分で探してにゃ。

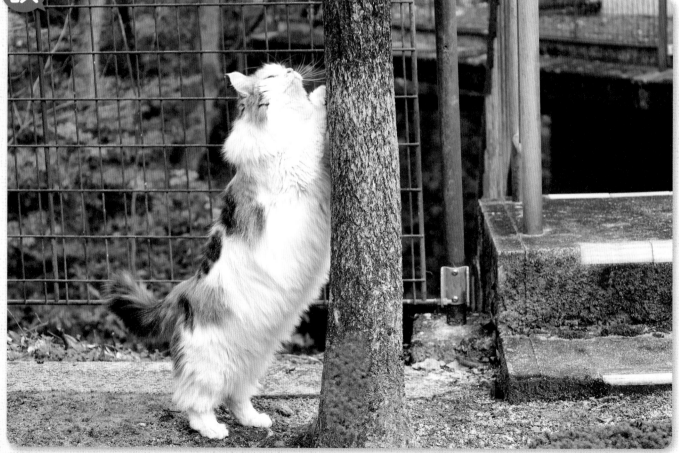

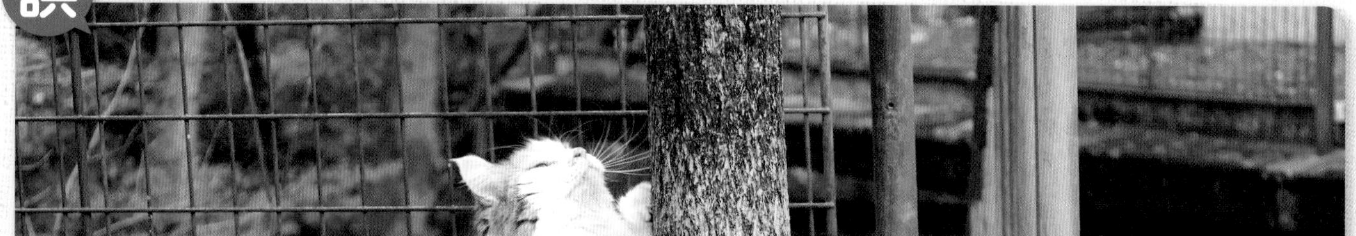

➡解答は70ページ

52 号令ねこ

1分で見つけた数	個
全部見つけるまでの時間	分　秒

番号！ いち！

にゃぁ～

正

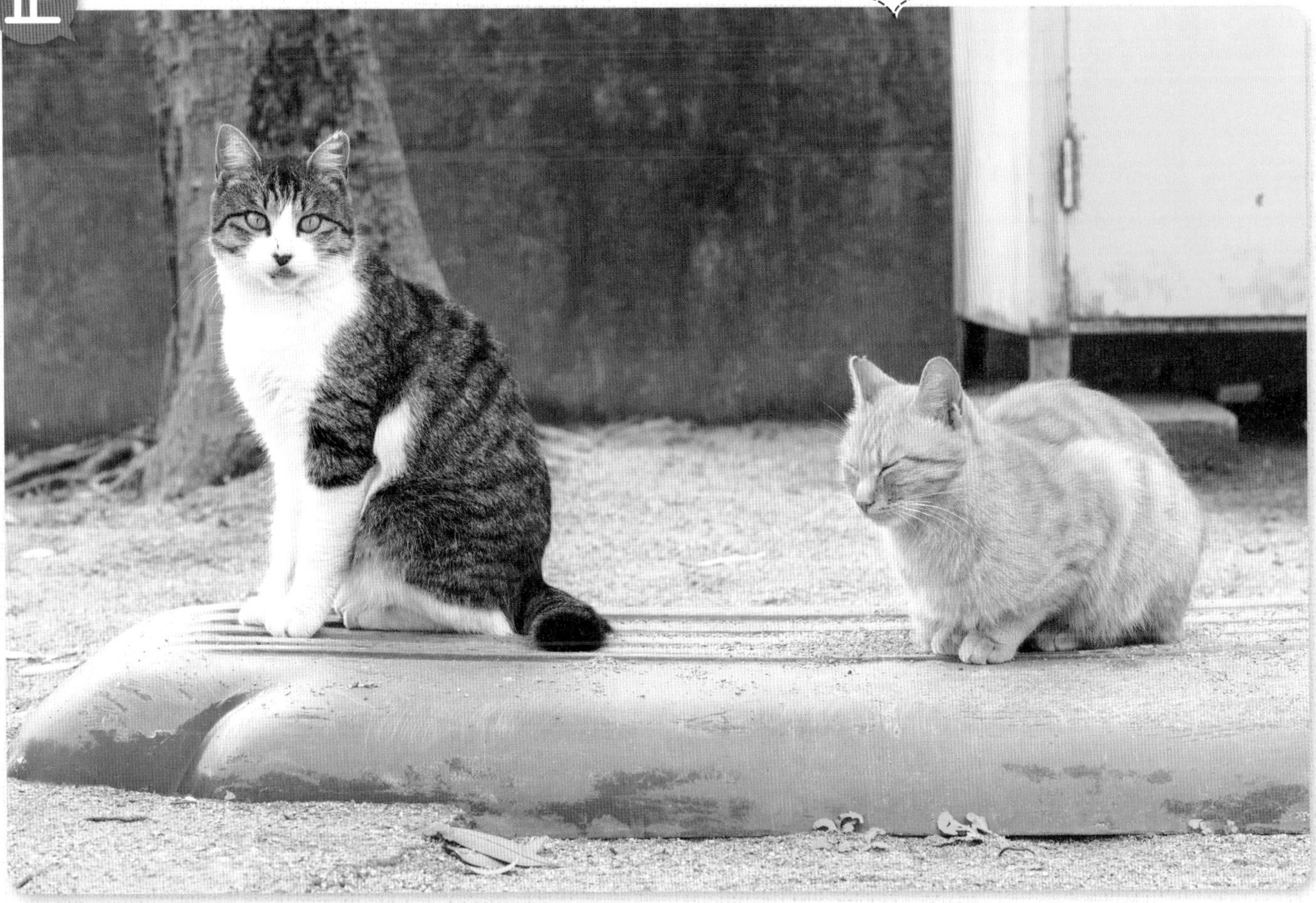

誤　まちがいは5つ。1分で探してにゃ。

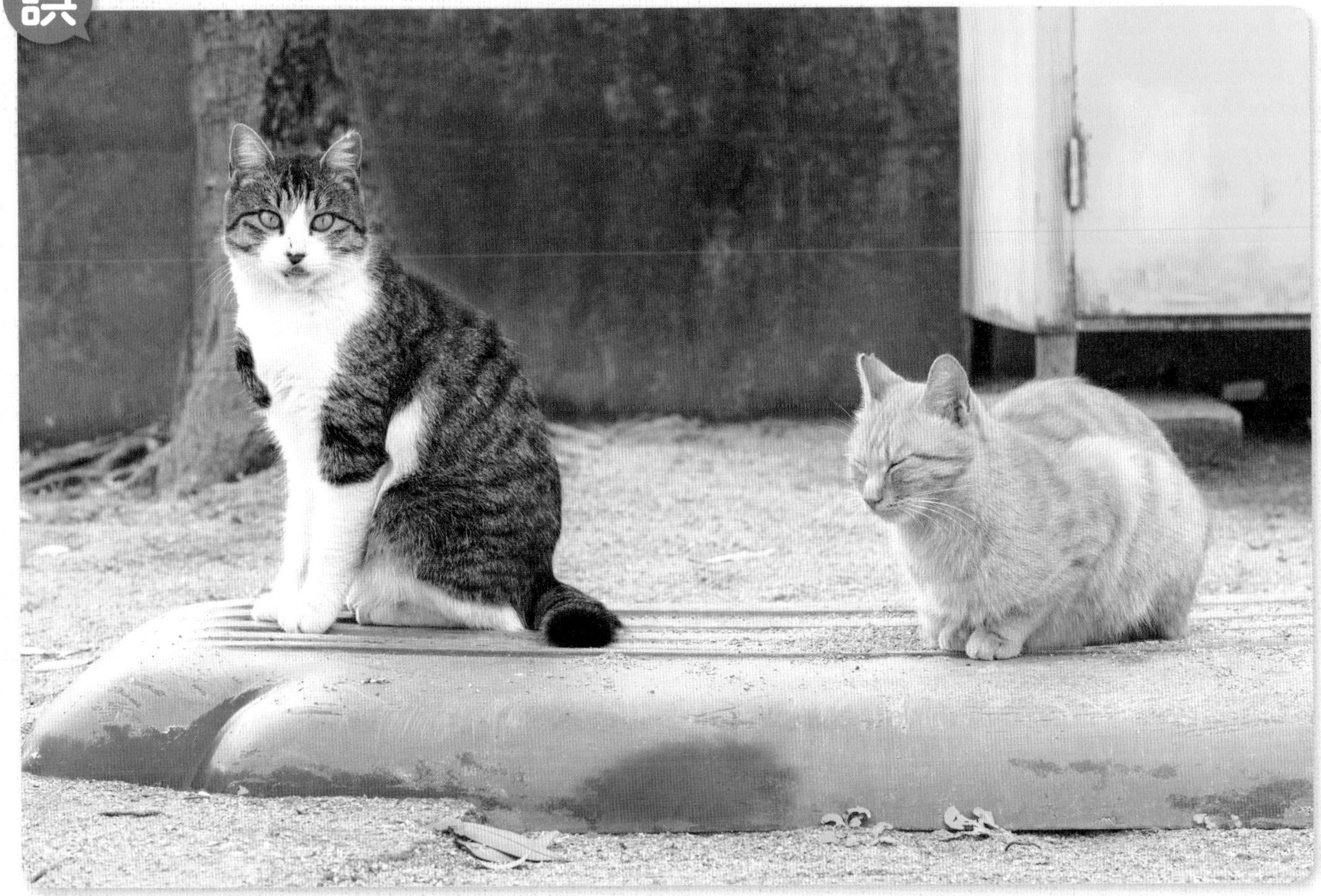

➡解答は70ページ

53 わかってるねこ

今、私のこと
かわいいって
いいました？

1分で見つけた数	個
全部見つけるまでの時間	分　秒

正

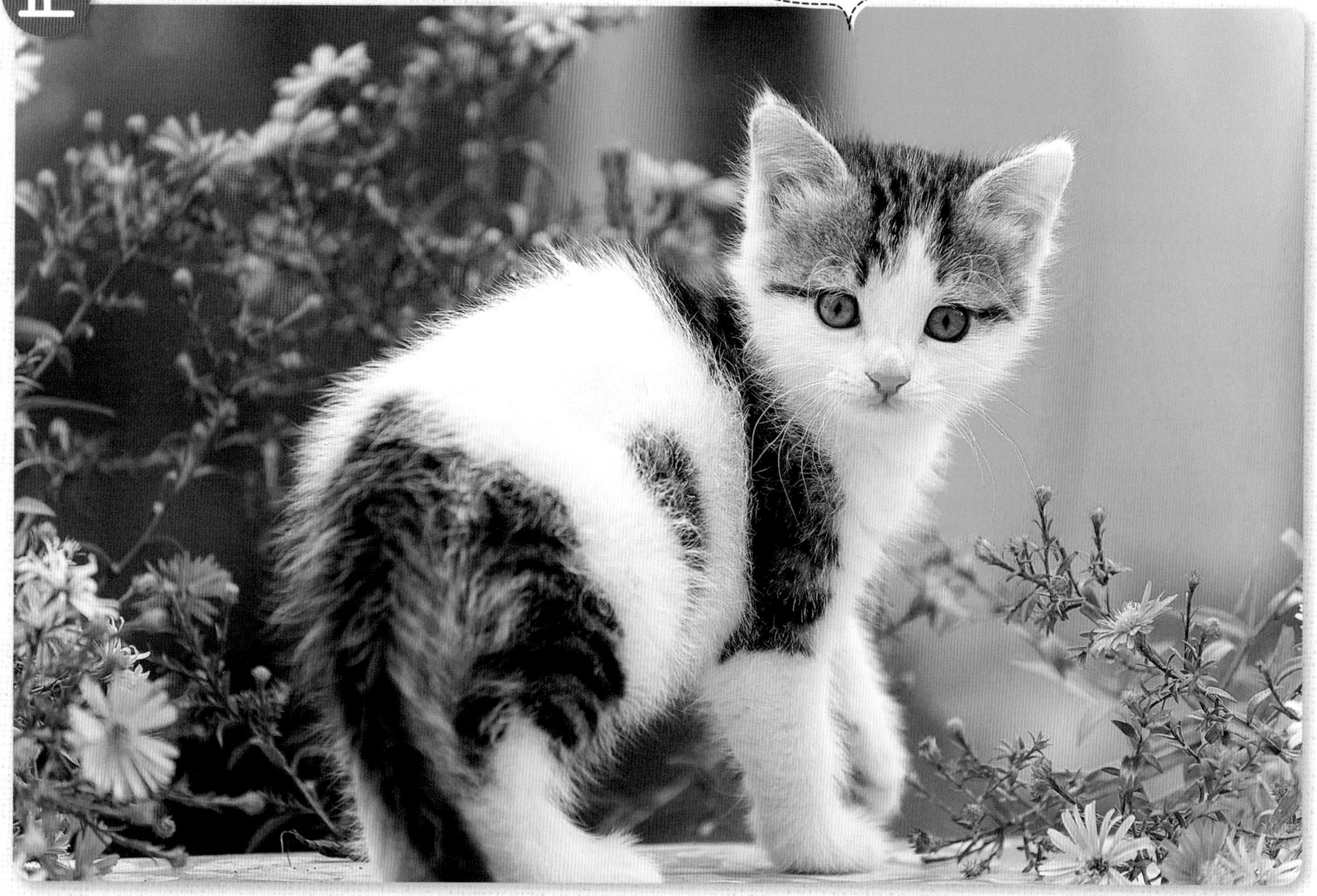

誤　まちがいは5つ。1分で探してにゃ。

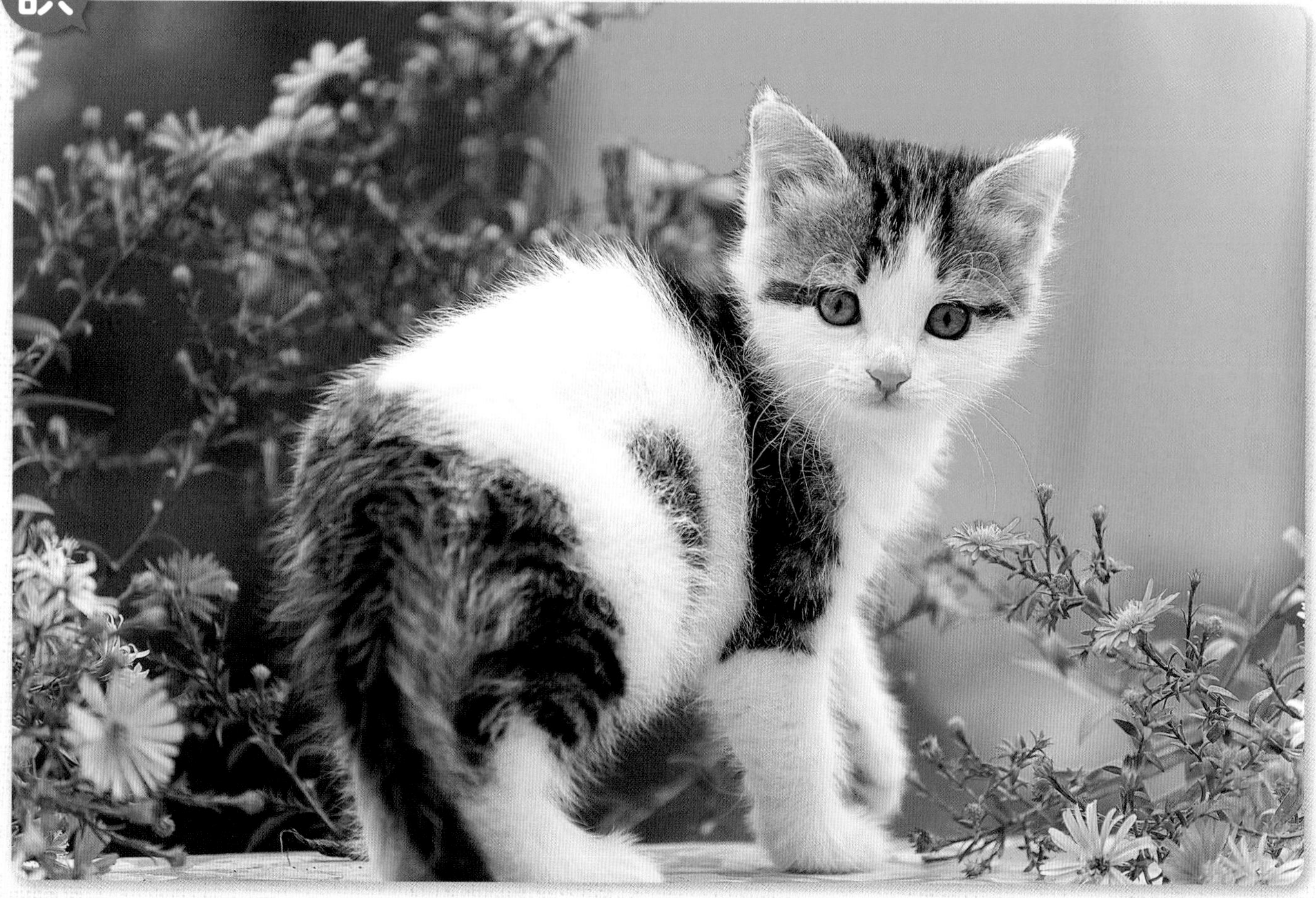

➡解答は70ページ

54 警備ねこ

ダメ！　ここから先は
絶対に通しませんにゃ

1分で見つけた数	個
全部見つけるまでの時間	分　秒

正

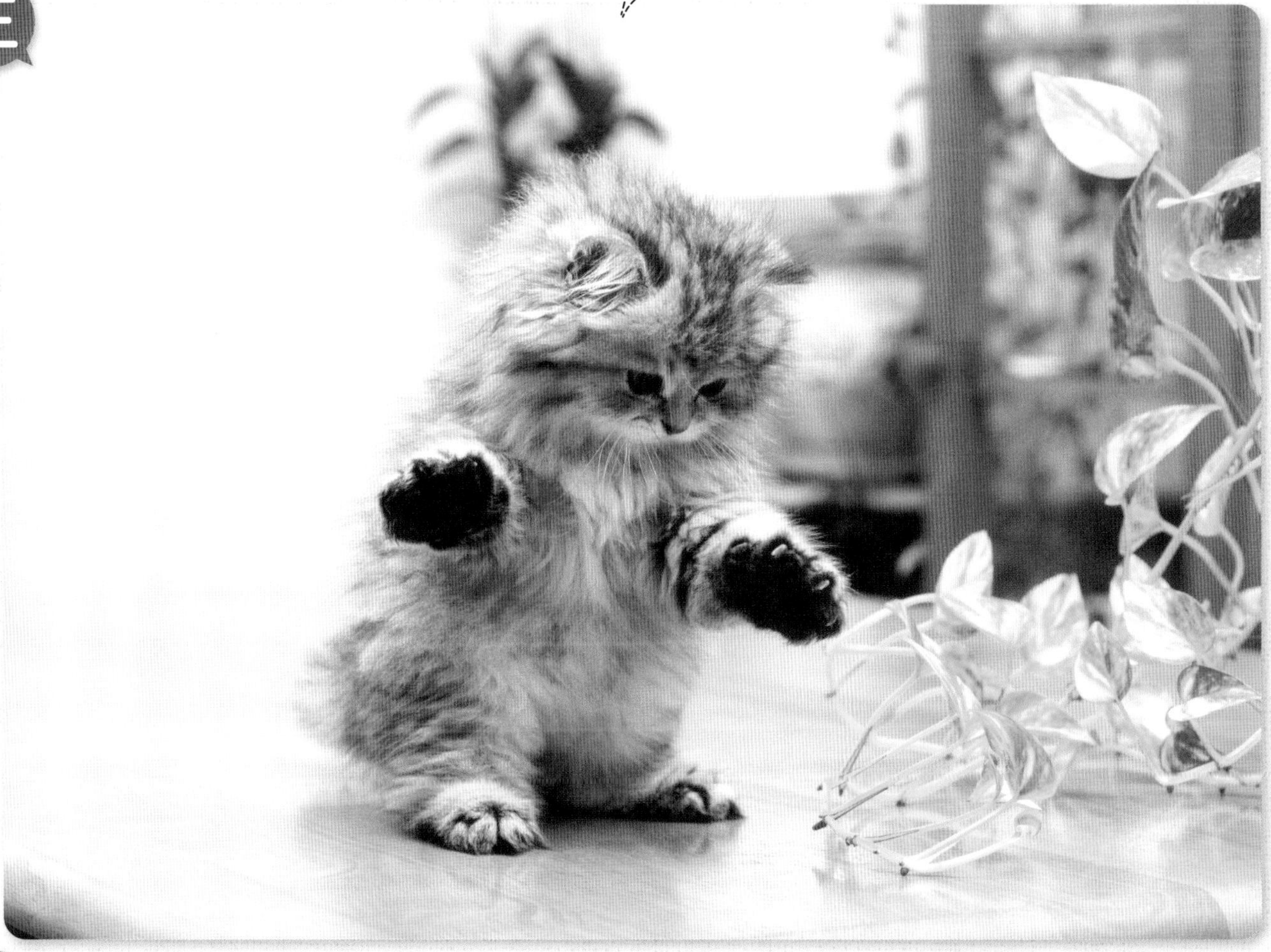

誤

まちがいは5つ。1分で探してにゃ。

答は71ページ

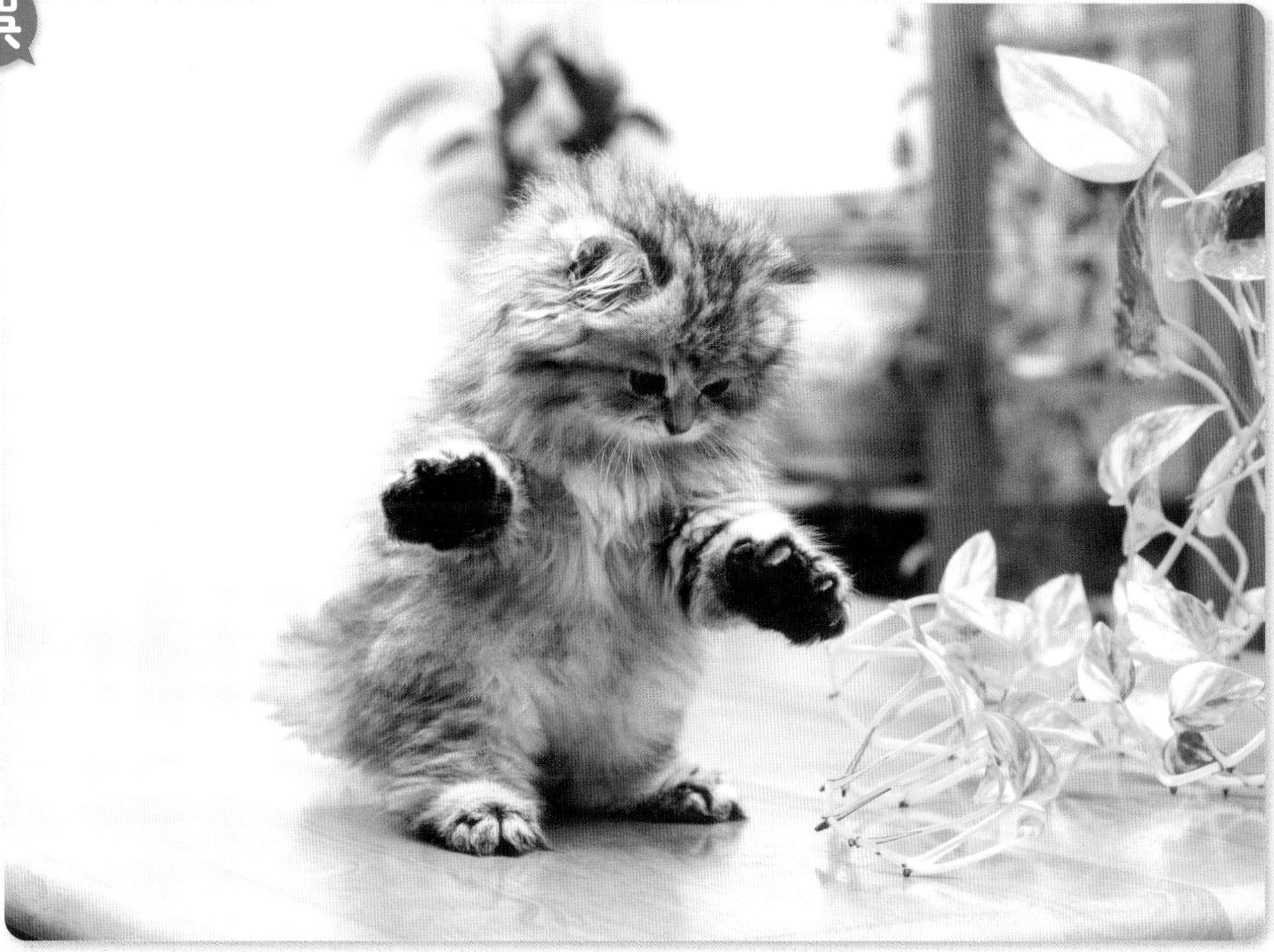

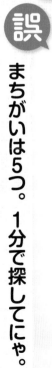

55 井戸端会議ねこ

内緒なんだけど…
このカフェね、
最近イケメンが
入ったのよ～

1分で見つけた数	個
全部見つけるまでの時間	分　秒

正

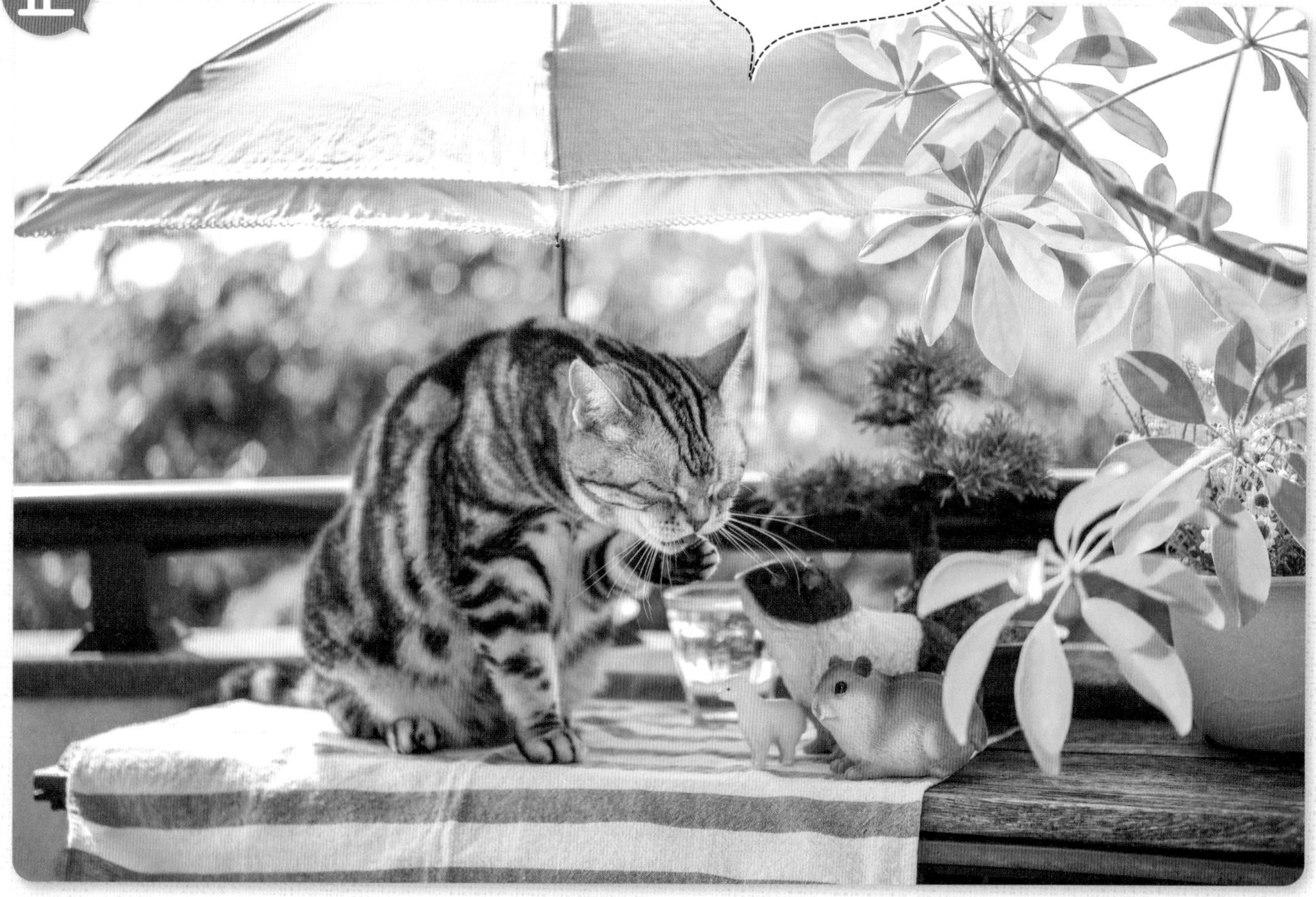

誤　まちがいは5つ。1分で探してにゃ。

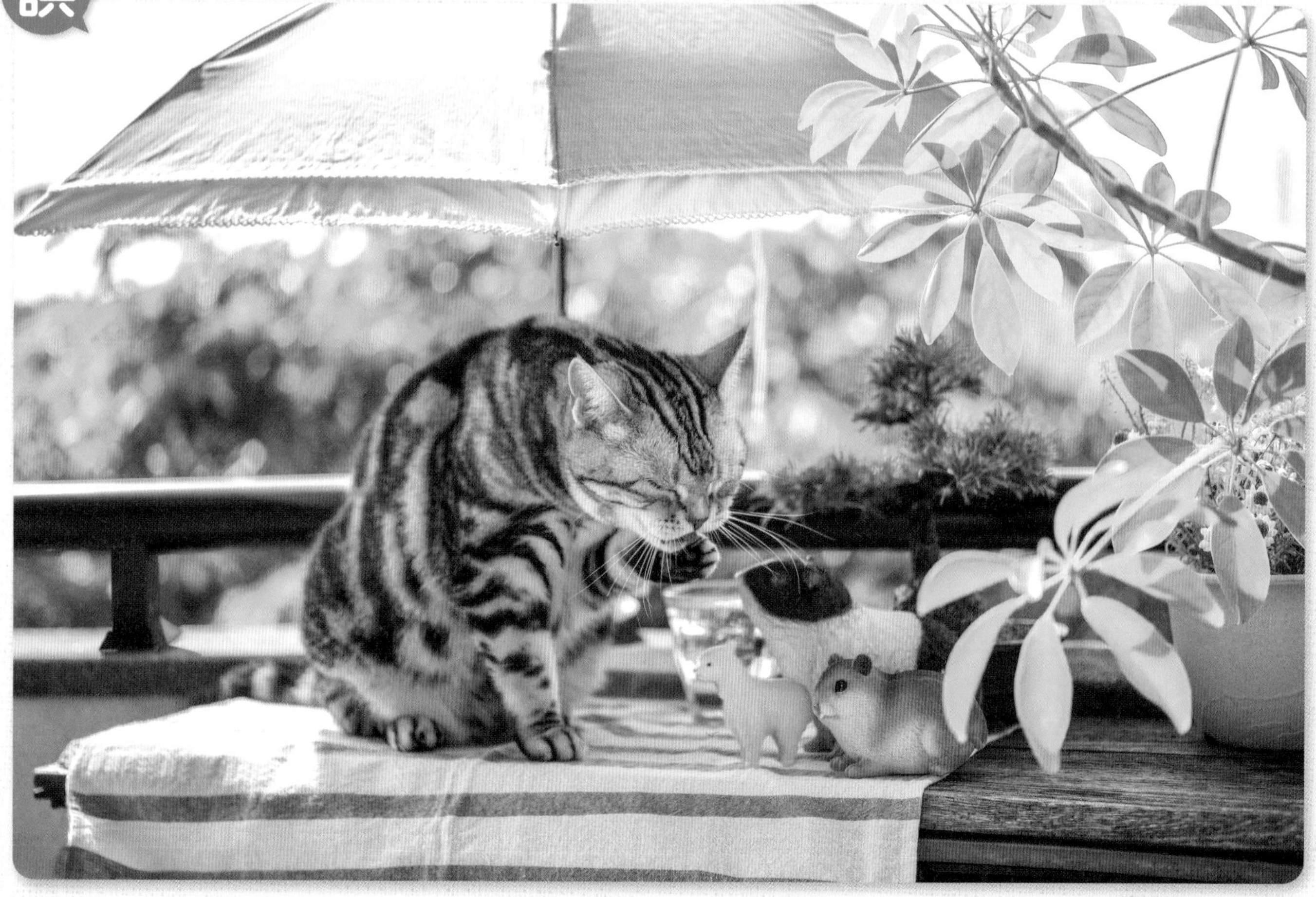

➡解答は71ページ

56 欲しがりねこ

おもちゃのサカナは
飽きたのにゃ〜

1分で見つけた数	個
全部見つけるまでの時間	分　秒

正

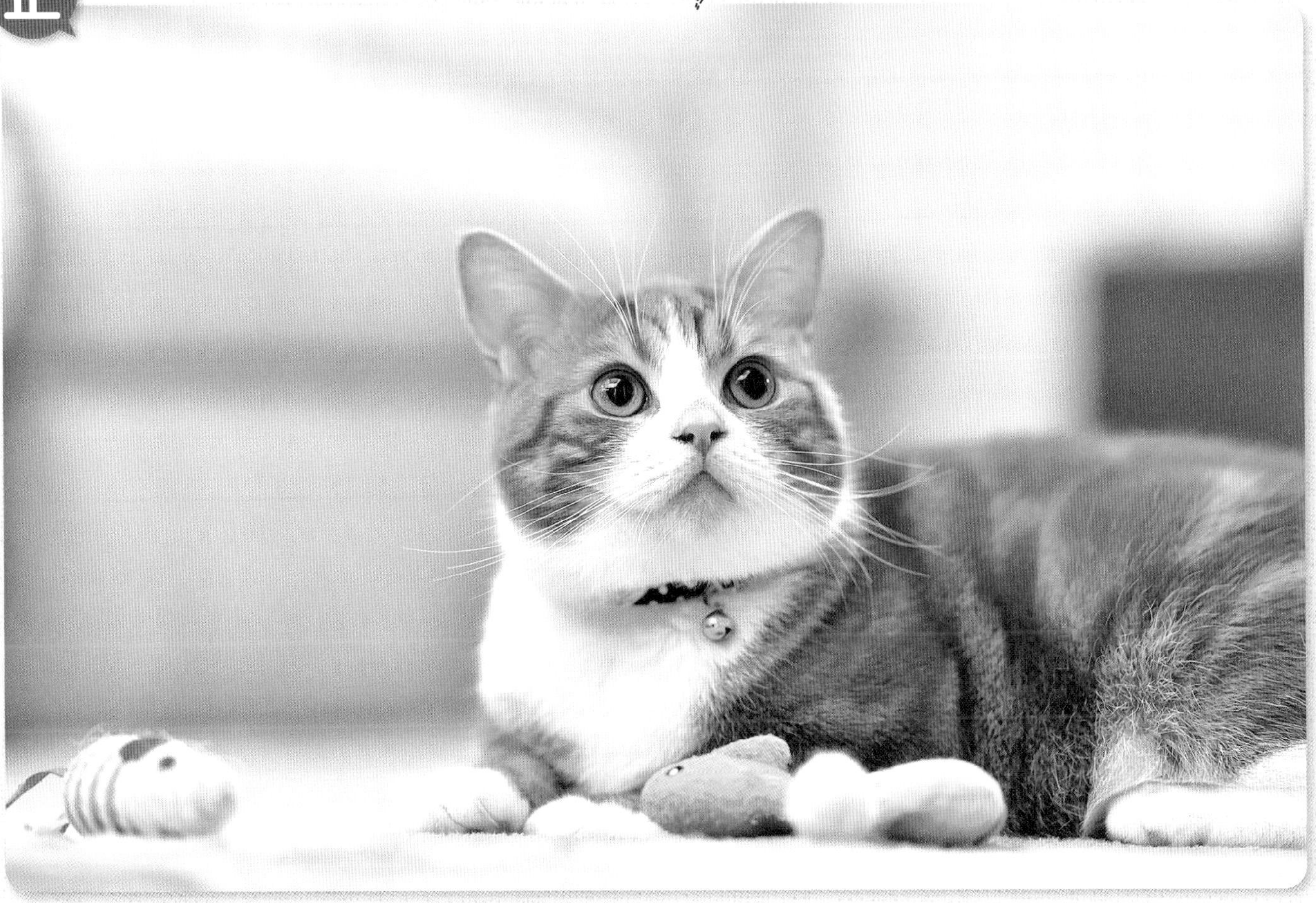

誤　まちがいは5つ。1分で探してにゃ。

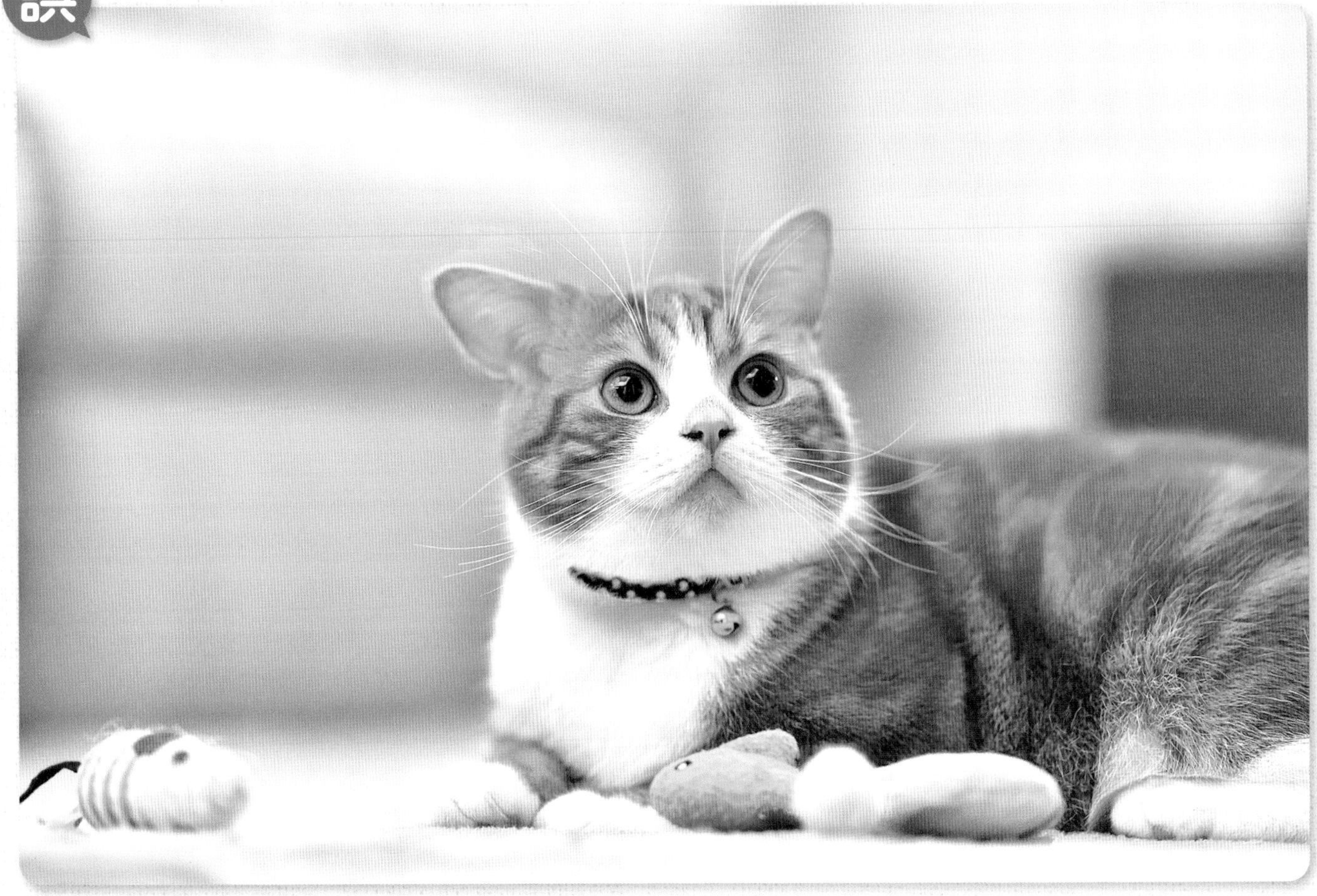

解答は71ページ

57 寝起き最悪ねこ

なんだ、騒々しいね。
何人たりとも私の睡眠を
邪魔するんじゃないよ

1分で見つけた数	個
全部見つけるまでの時間	分　秒

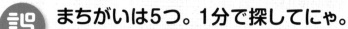

正

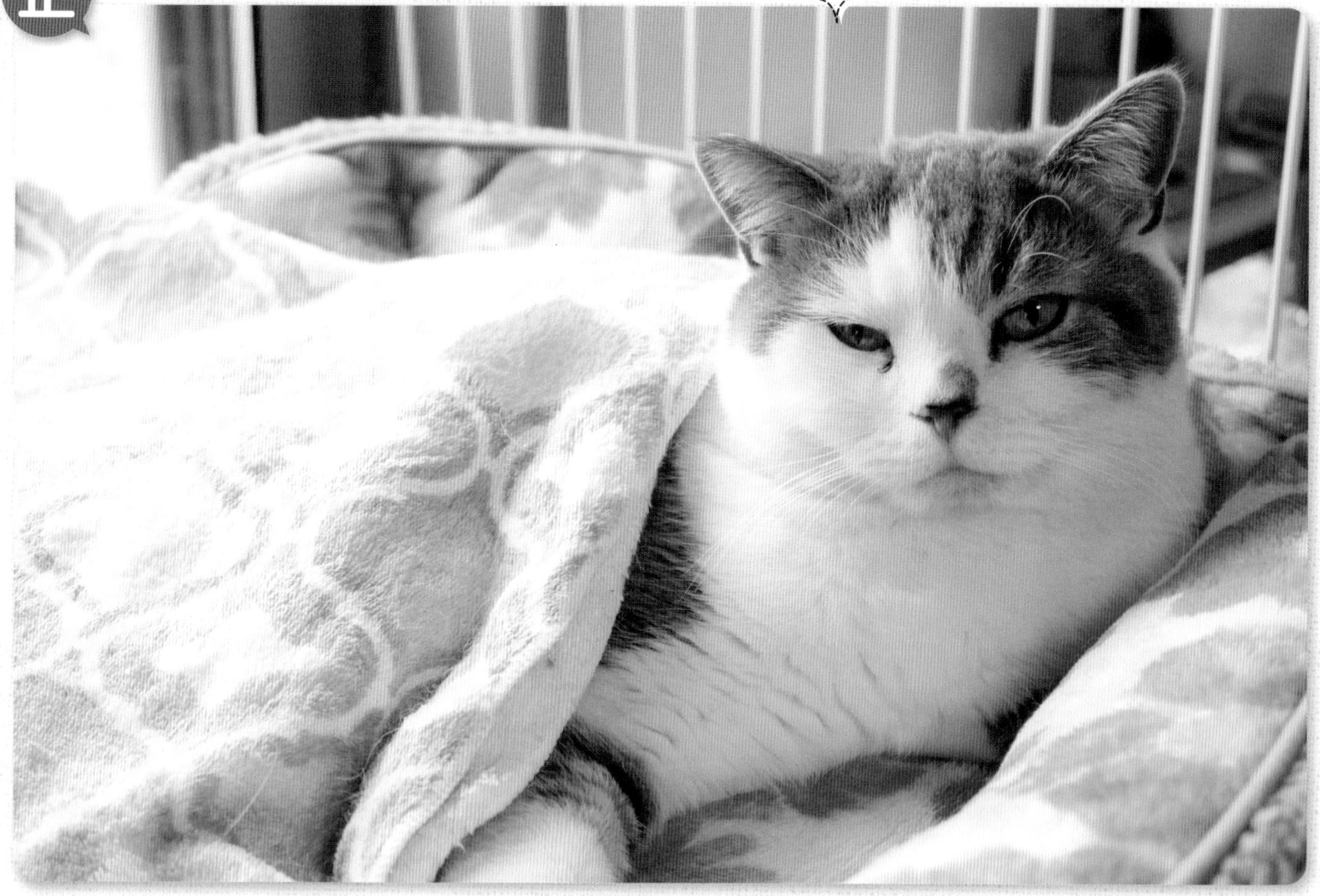

誤　まちがいは5つ。1分で探してにゃ。

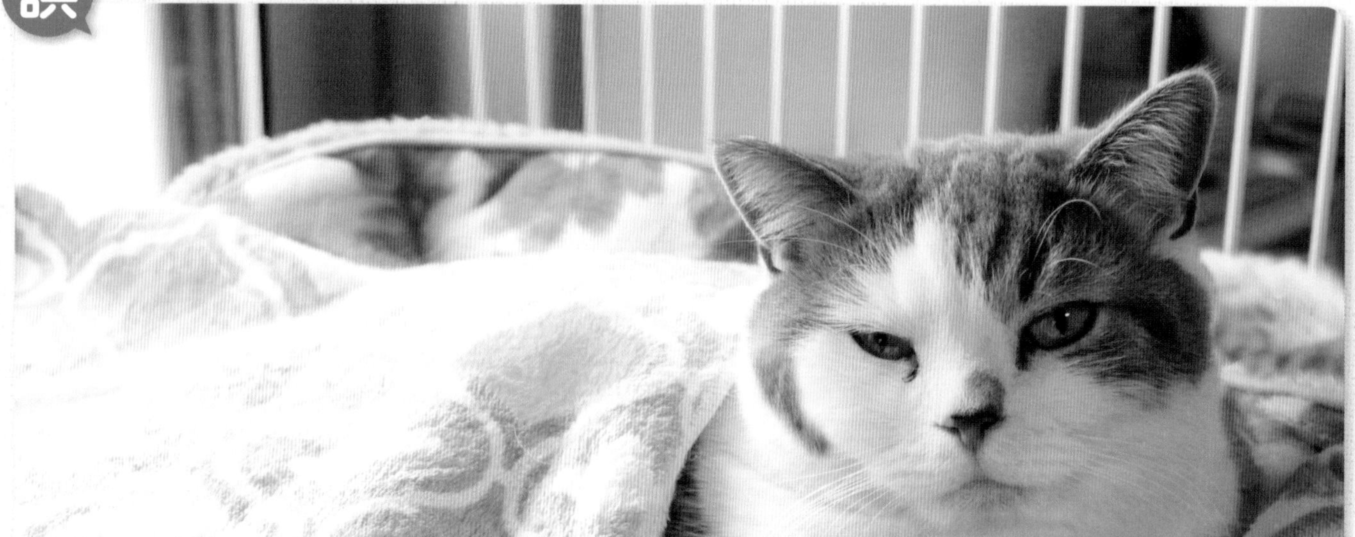

➡解答は71ページ

58 必死ねこ

これだけは絶対渡さにゃい！
勘弁してくださいにゃ〜

1分で見つけた数	個
全部見つけるまでの時間	分　秒

正

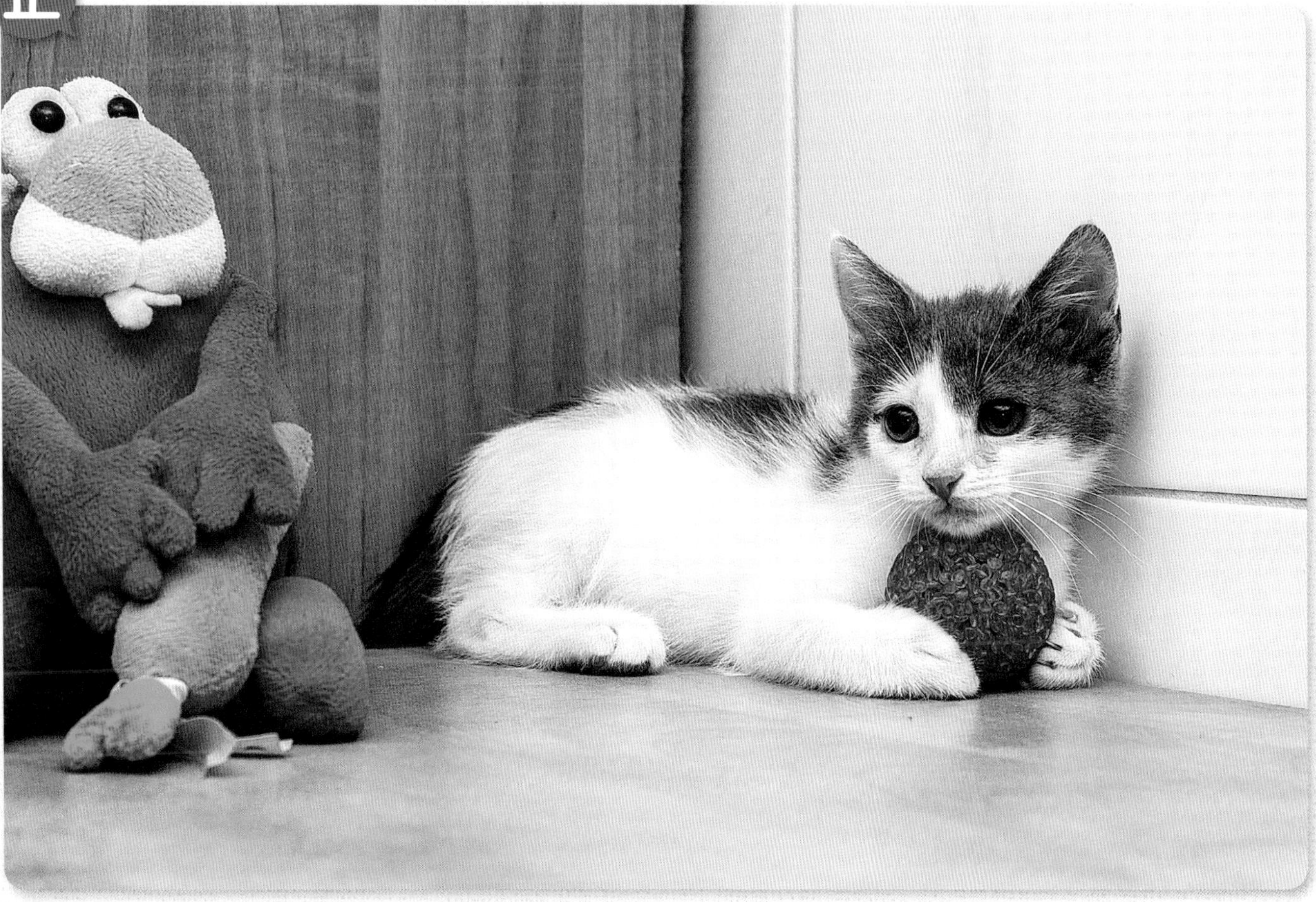

誤　まちがいは5つ。1分で探してにゃ。

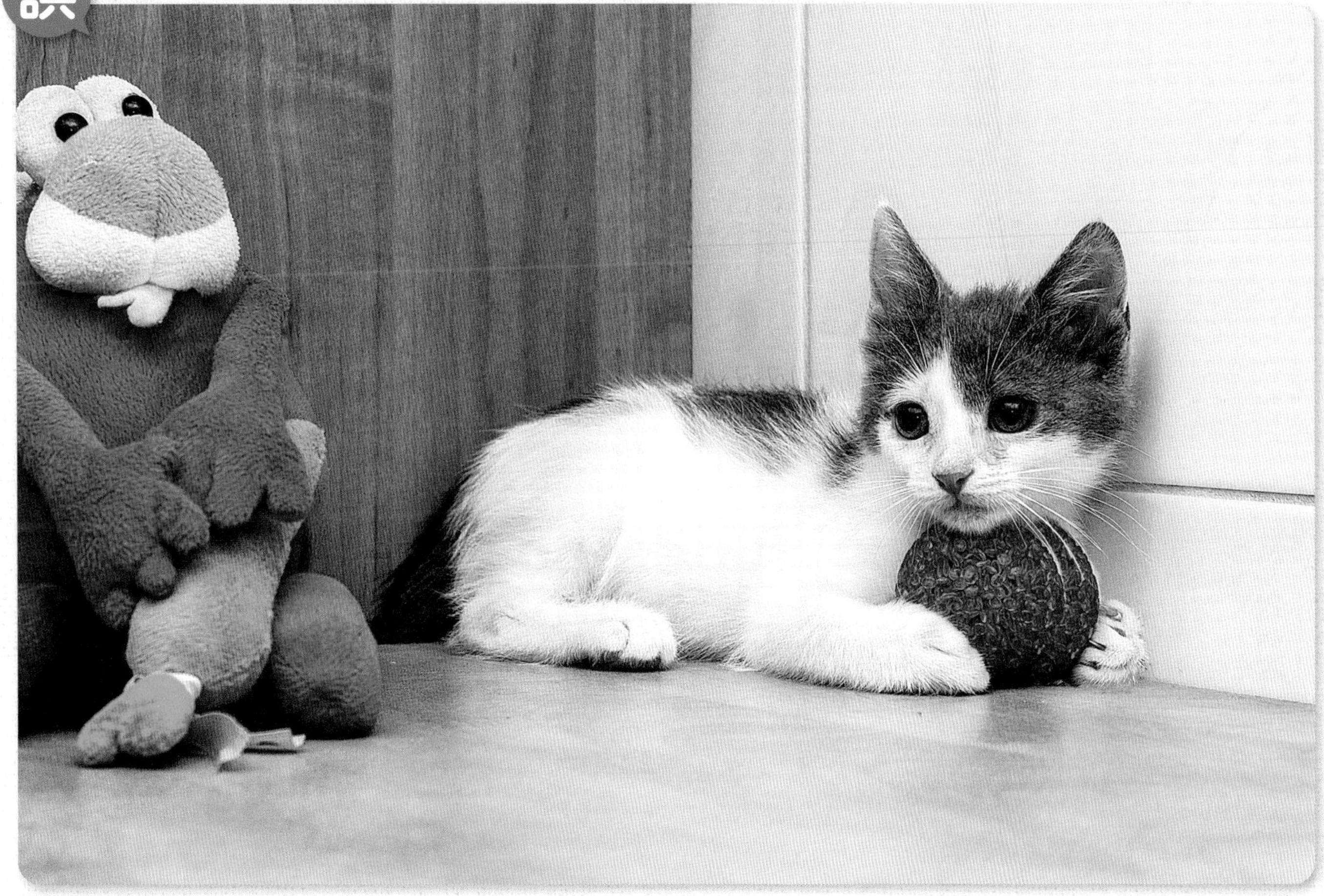

➡解答は71ページ

59 いたずらねこ

ふふふ。学校で
ランドセルを開けたら
ビックリやろな

1分で見つけた数	個
全部見つけるまでの時間	分　秒

正

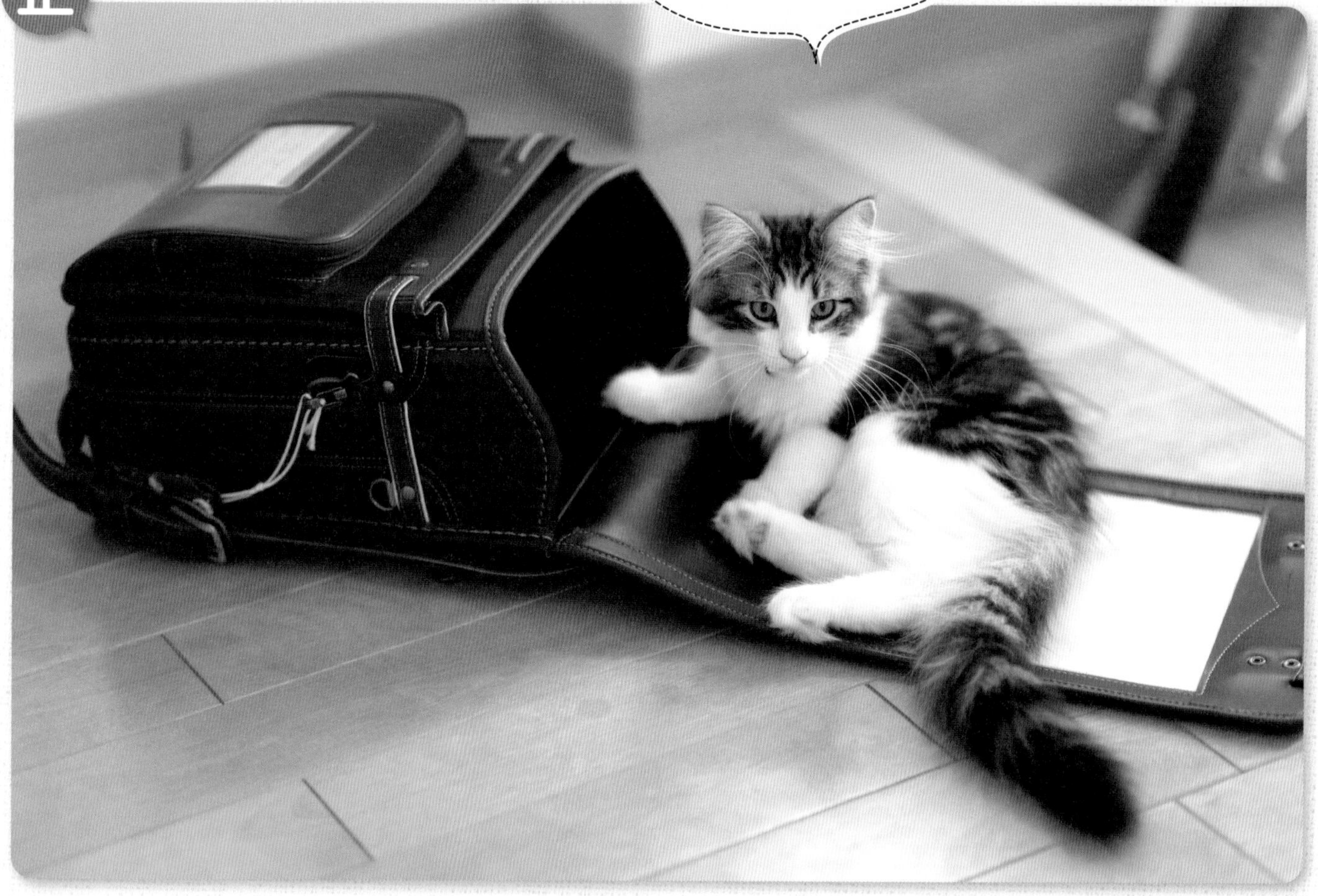

誤　まちがいは5つ。1分で探してにゃ。

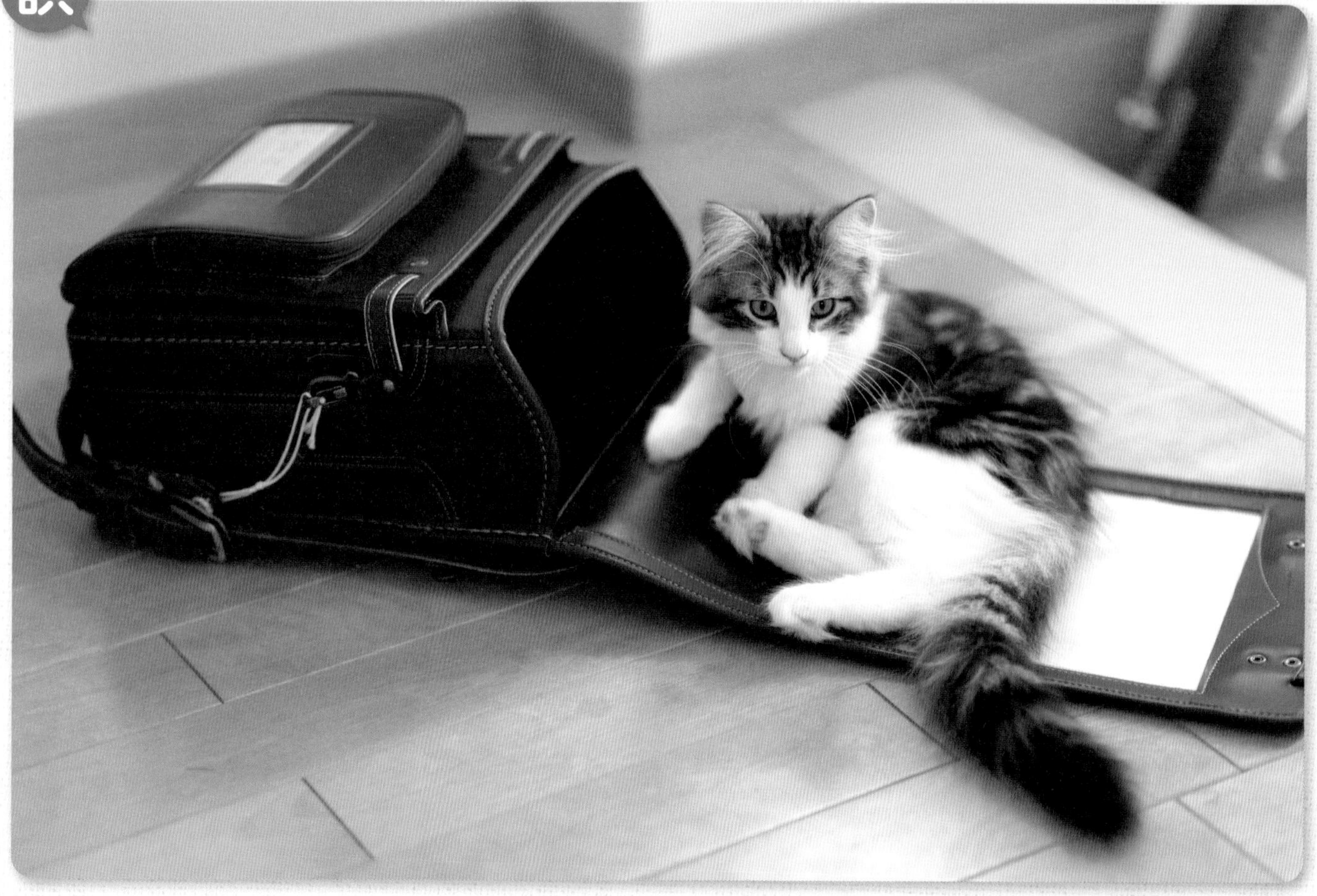

➡解答は71ページ

60 お昼寝ねこ

寝がえりが
打てにゃい

1分で見つけた数	個
全部見つけるまでの時間	分　秒

正

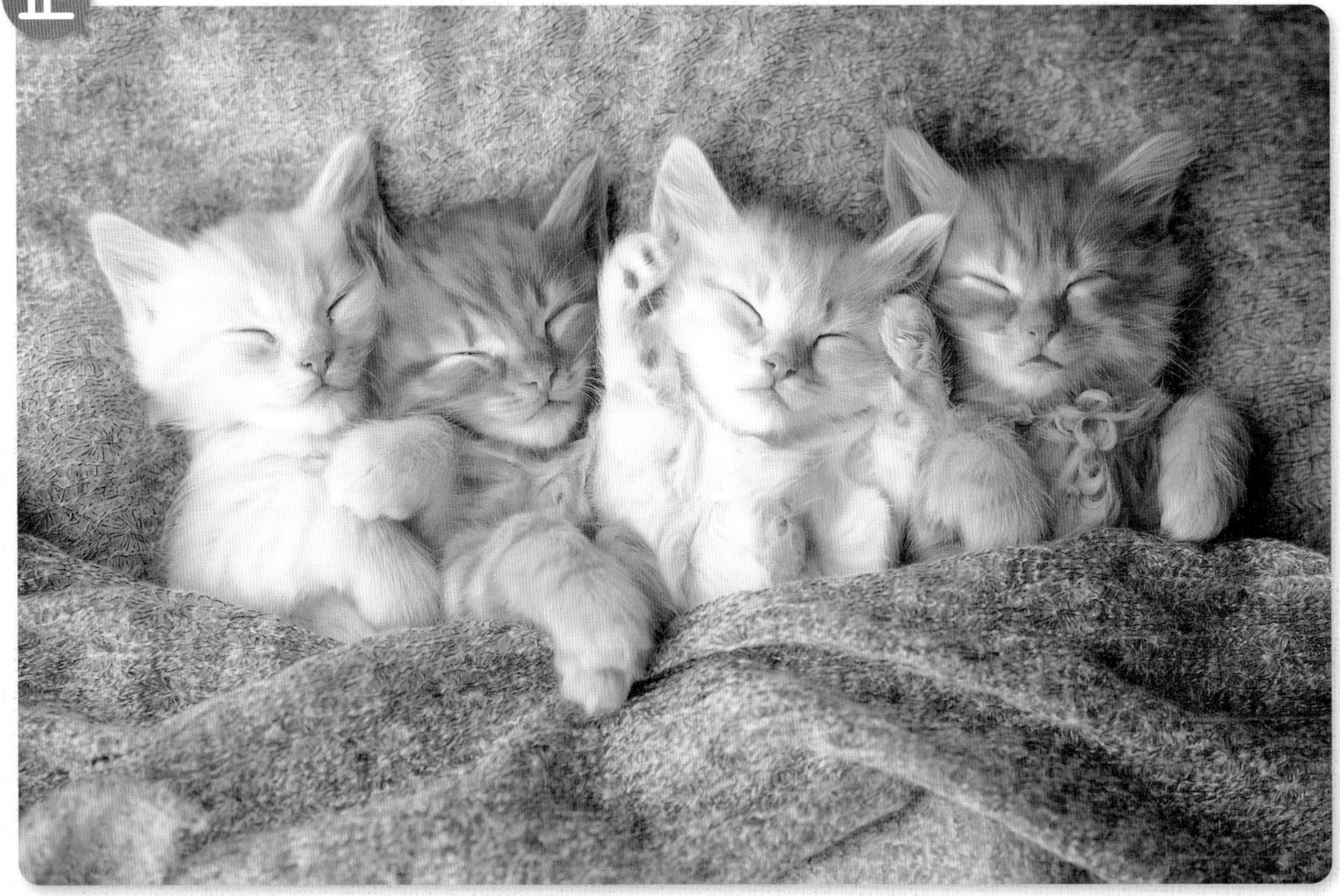

誤　まちがいは5つ。1分で探してにゃ。

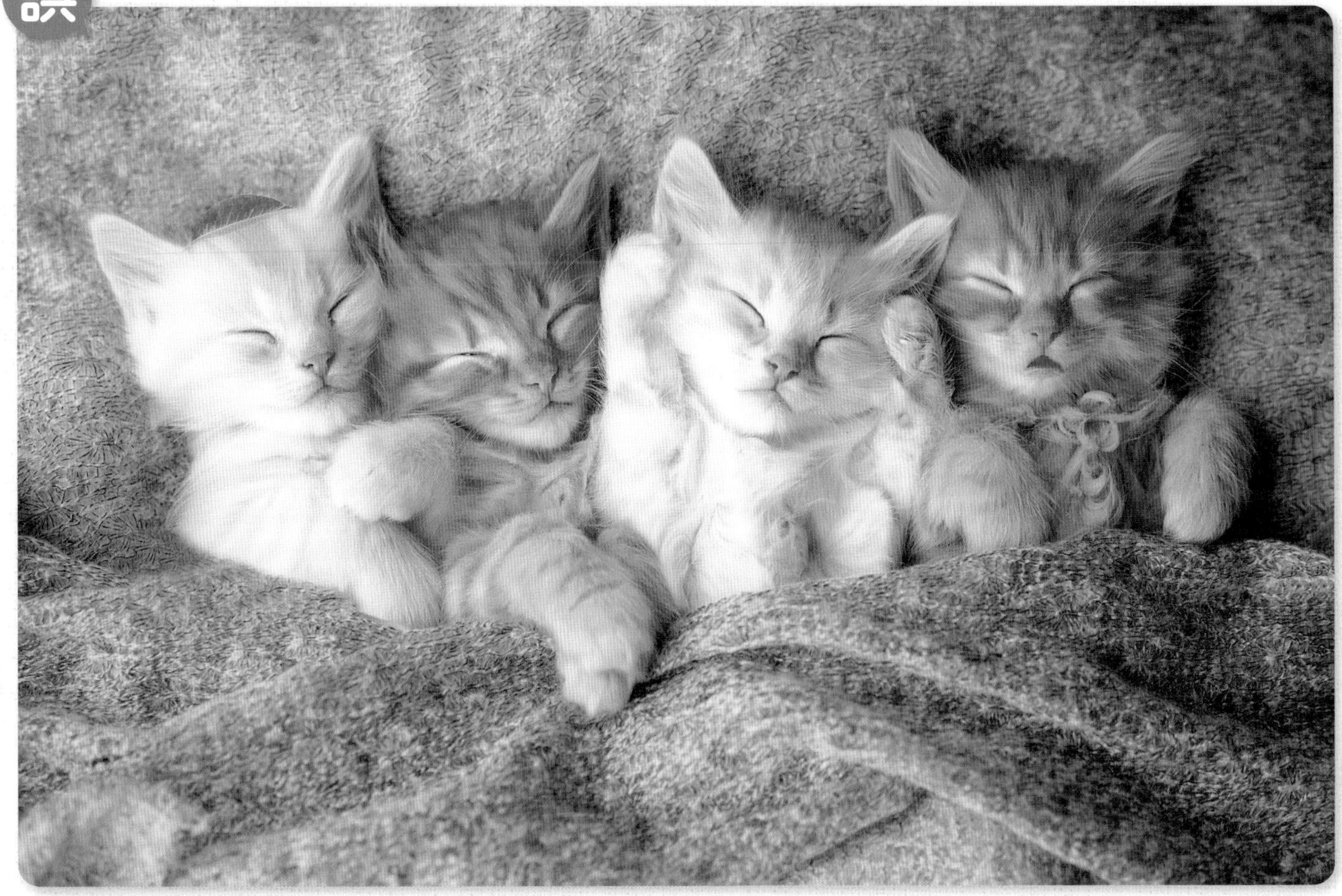

➡解答は71ページ

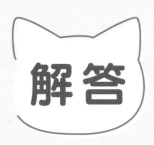

解答

※印刷による汚れ・カスレ、色の誤差などは間違いに含まれません。

❶ パンチねこ（P5）

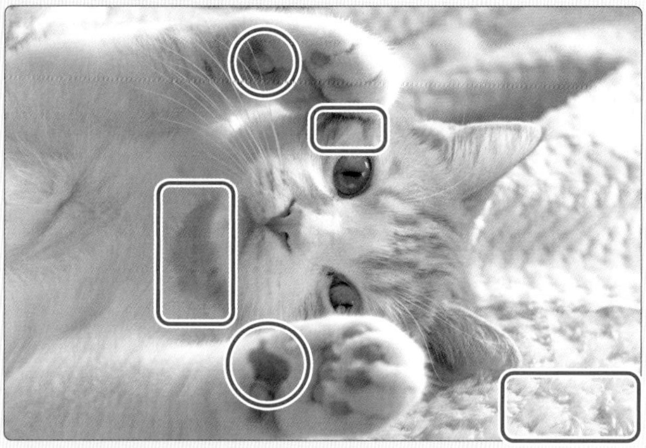

❷ 女将ねこ（P6）

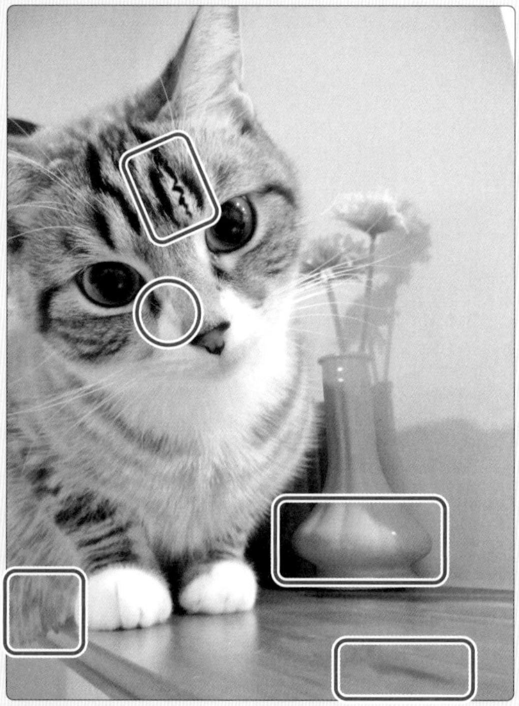

❸ 鏡ねこ（P7）

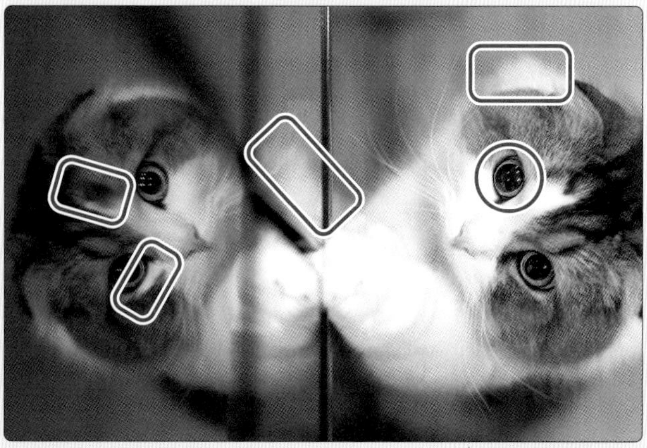

❹ 後ずさりねこ（P8）

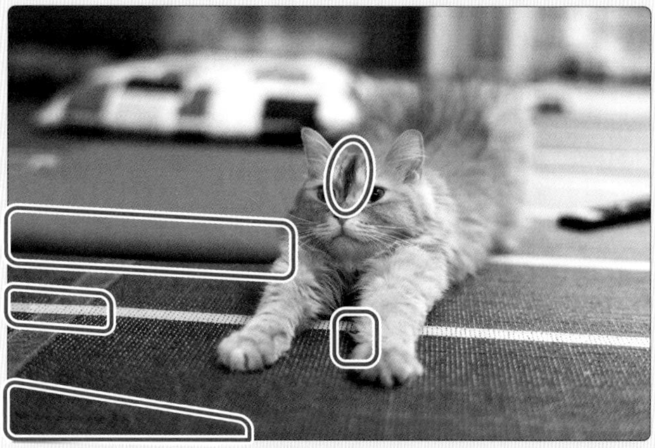

❺ かくれんぼねこ（P9）

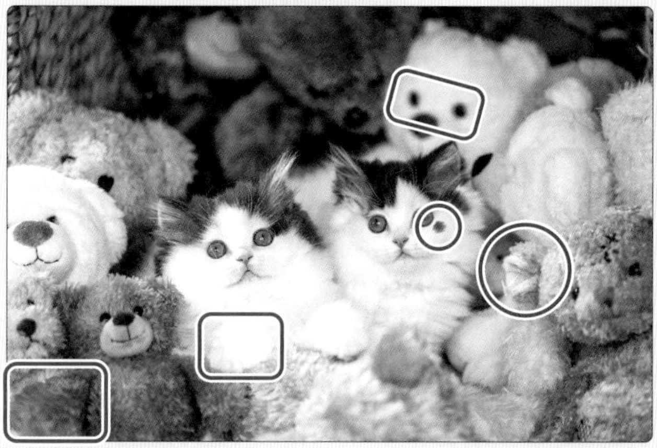

❻ 美人ねこ（P10）

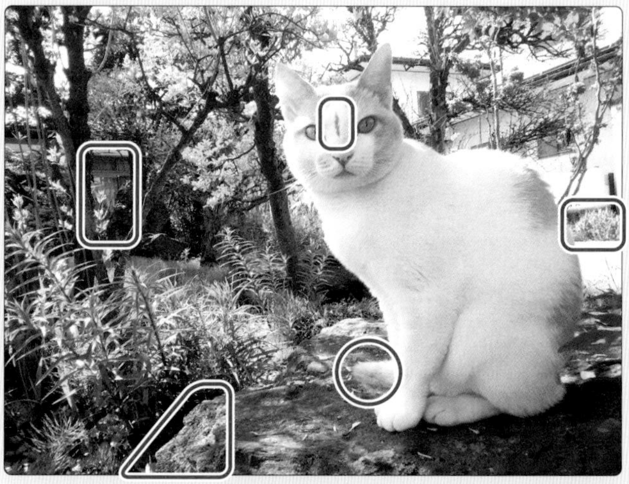

❼ マイクねこ（P11）

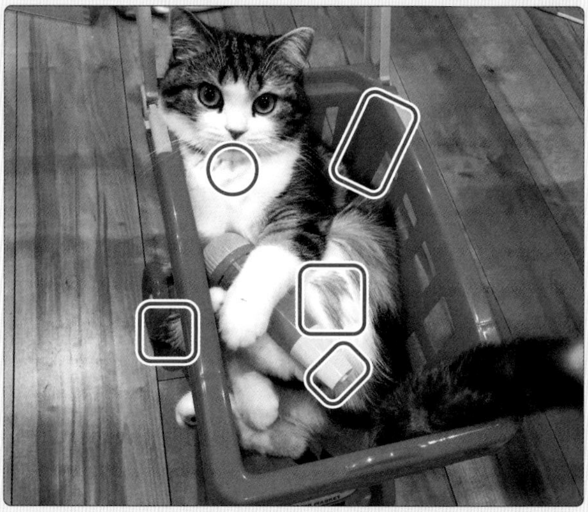

❽洗たくねこ（P12）

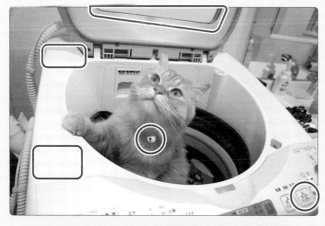

❾ドリルねこ（P13）

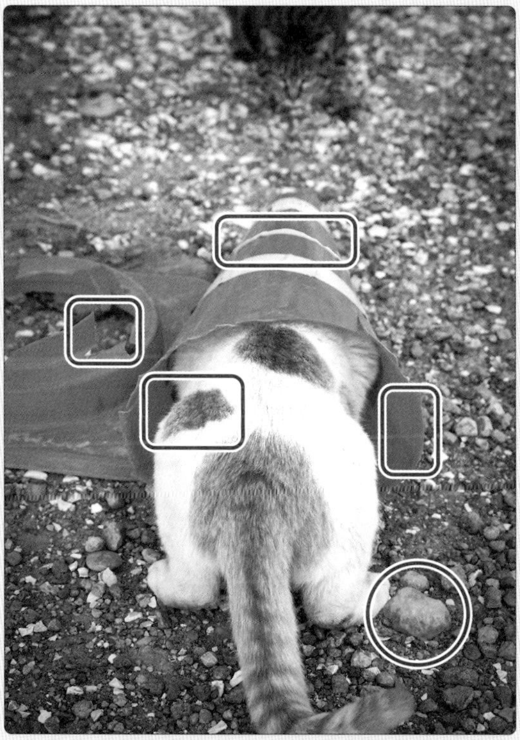

❿ハロウィンねこ（P14）

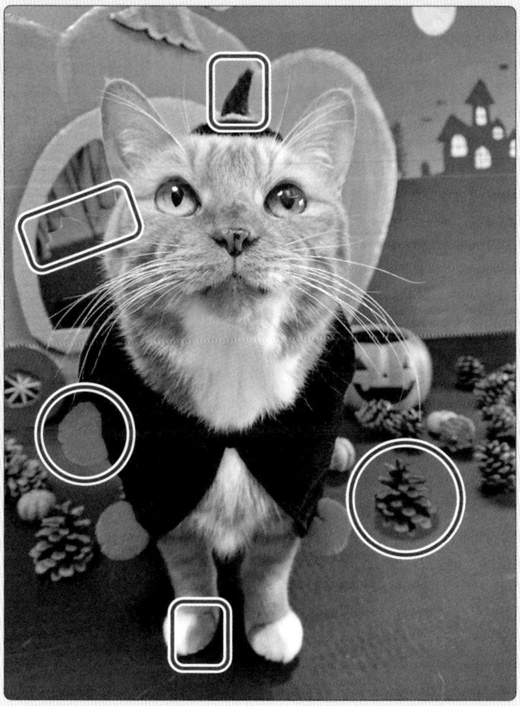

⓫タッチねこ（P15）

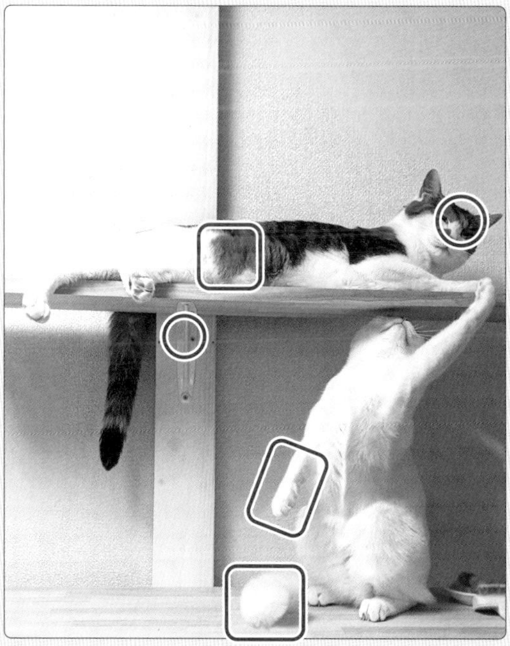

⓬新体操ねこ（P16）

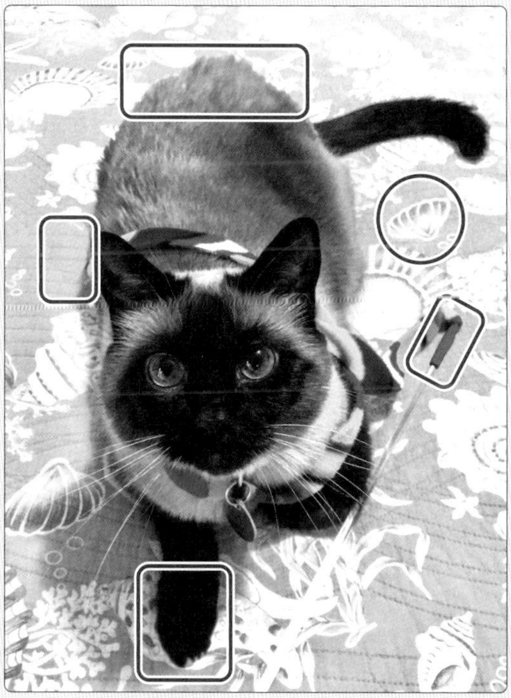

⓭真顔ねこ（P17）

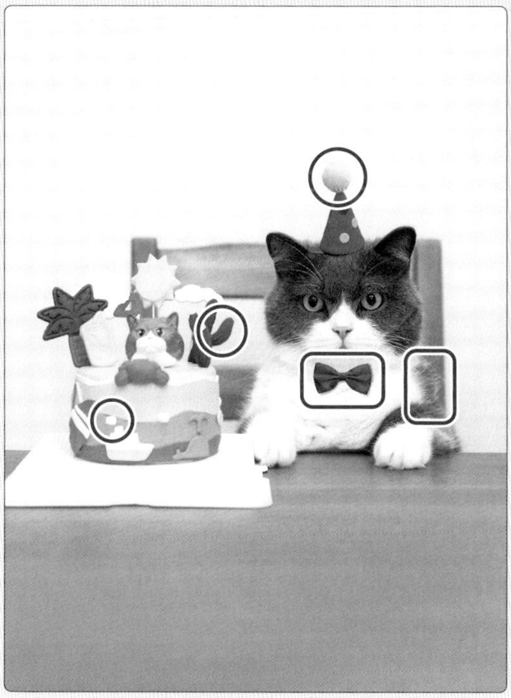

⑭報告ねこ（P18）

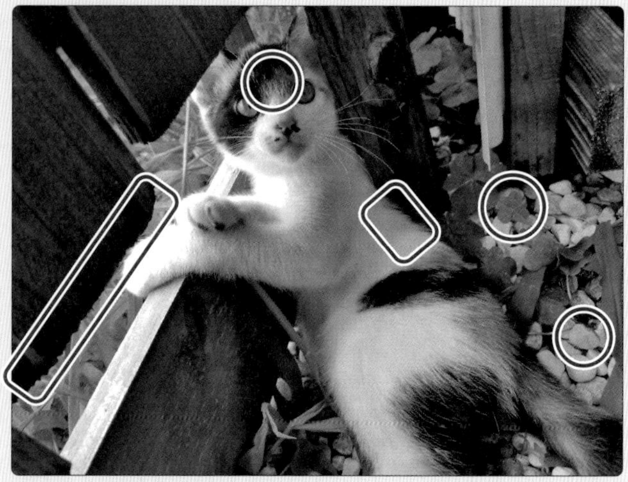

⑮味見ねこ（P19）

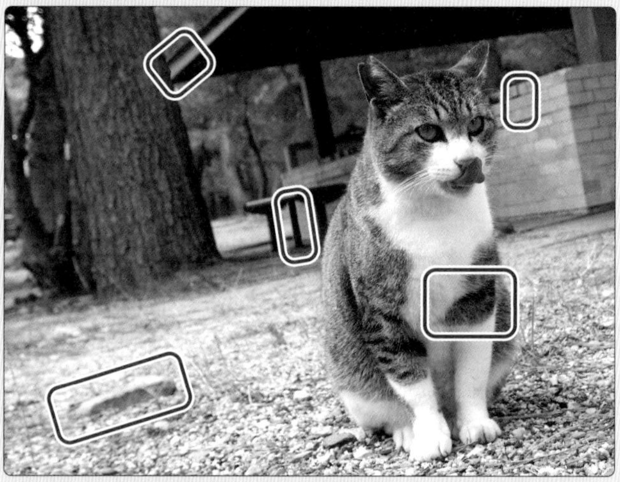

⑯毛糸ねこ（P20）

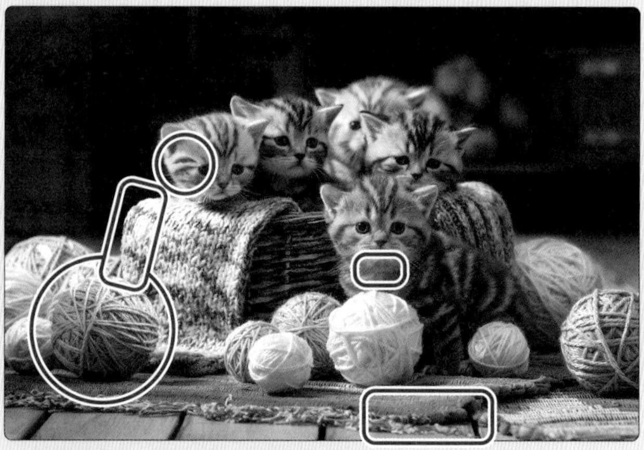

⑰ニャイオンキング（P21）

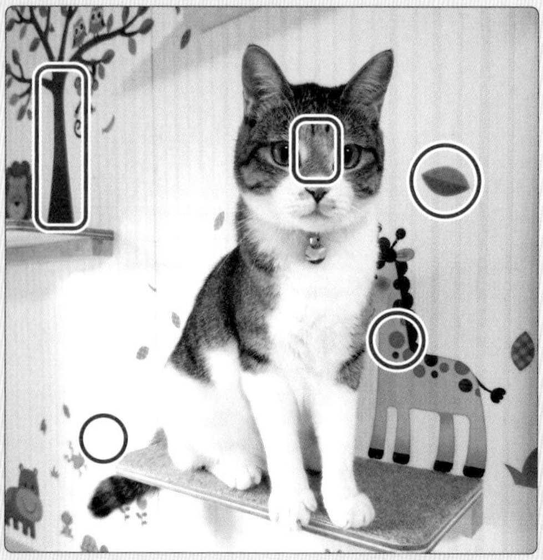

⑱朝ヨガねこ（P22）

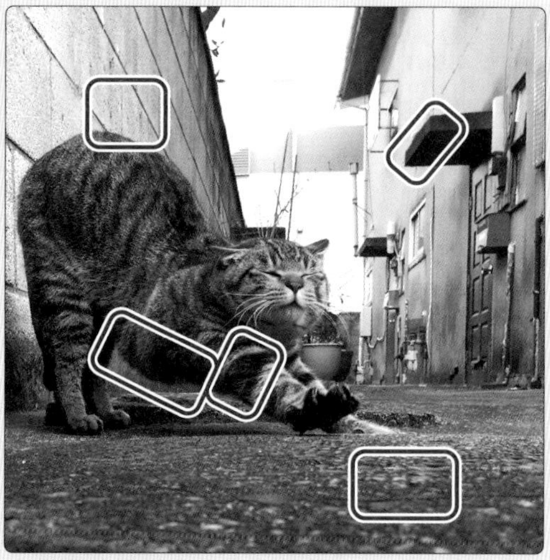

⑲野次馬ねこ（P23）

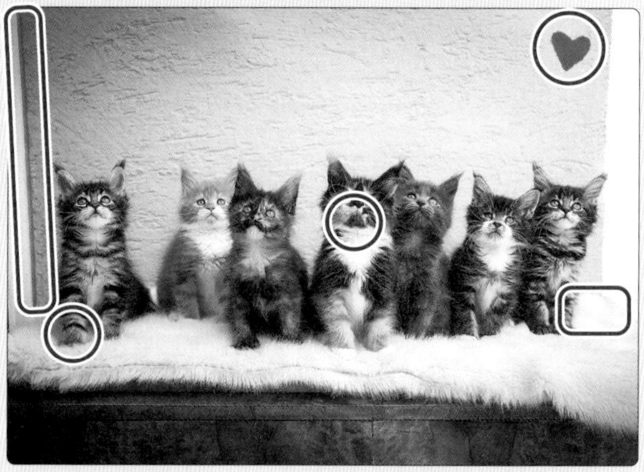

⑳家政婦ねこ（P24）

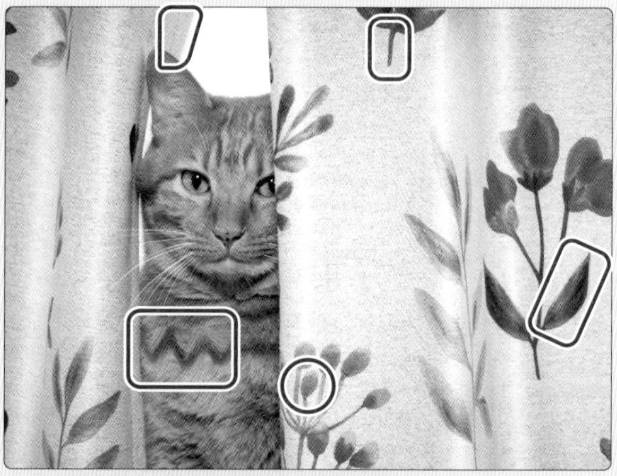

㉑先輩ねこ（P25）

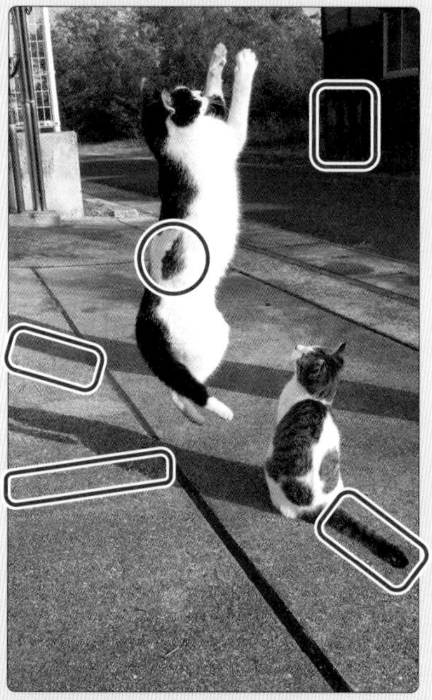

㉒アイドルねこ (P26)

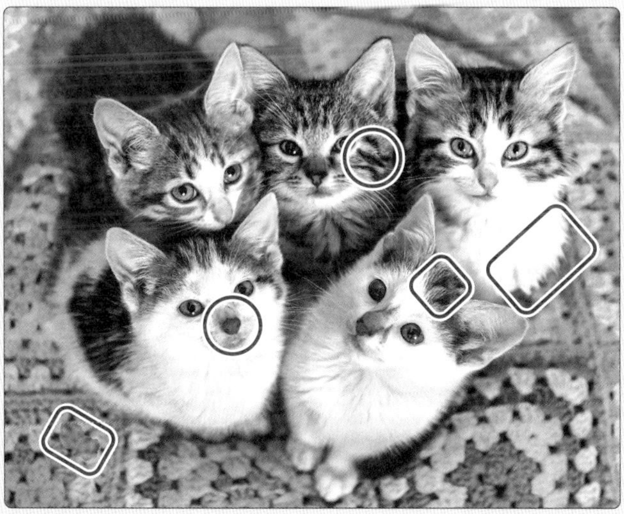

㉓伏せねこ (P27)

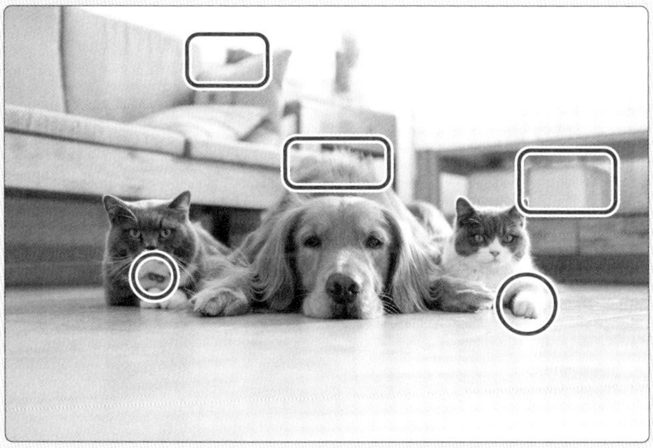

㉔昼寝ねこ (P28)

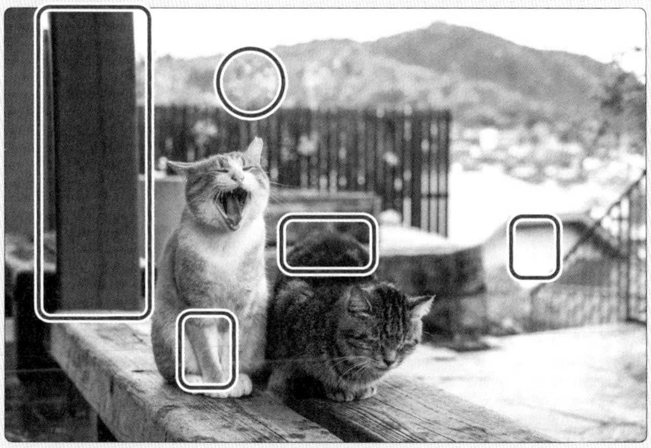

㉕金庫番ねこ (P29)

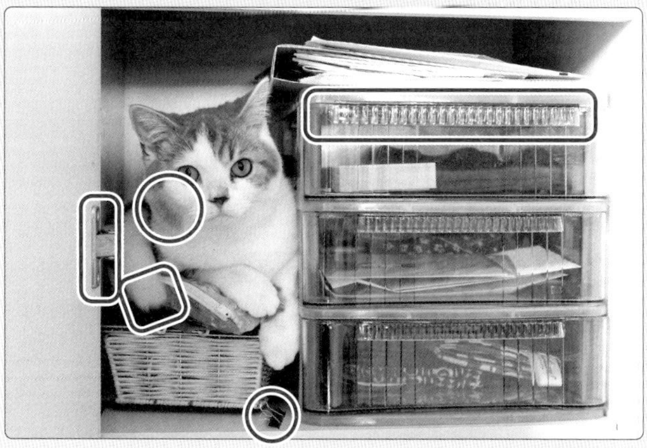

㉖どろぼうねこ (P30)

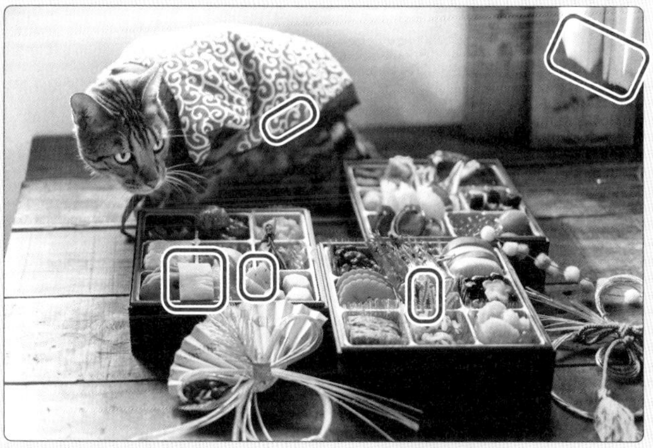

㉗ぽかぽかねこ (P31)

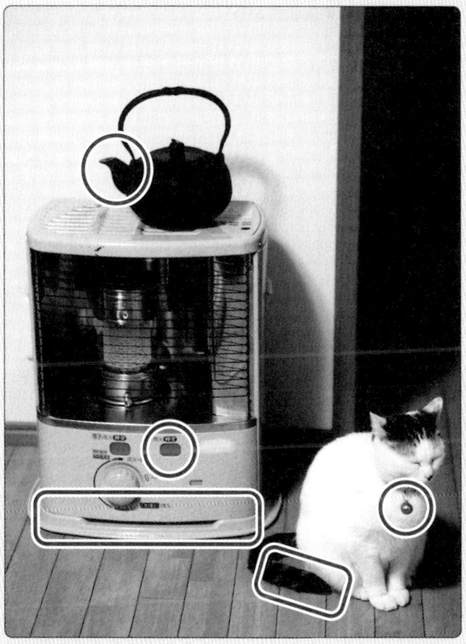

㉘試着ねこ (P32)

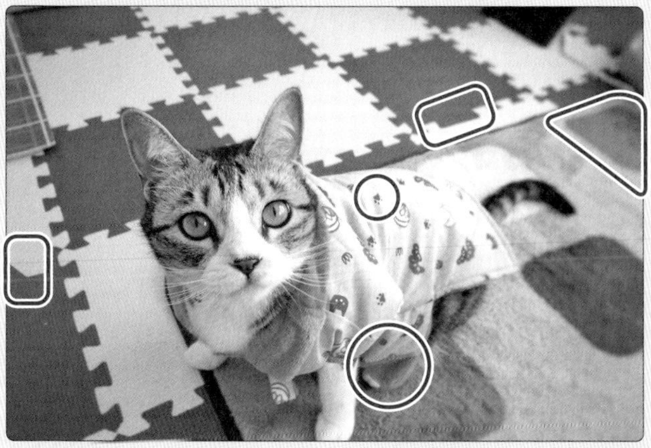

㉙疑問ねこ (P33)

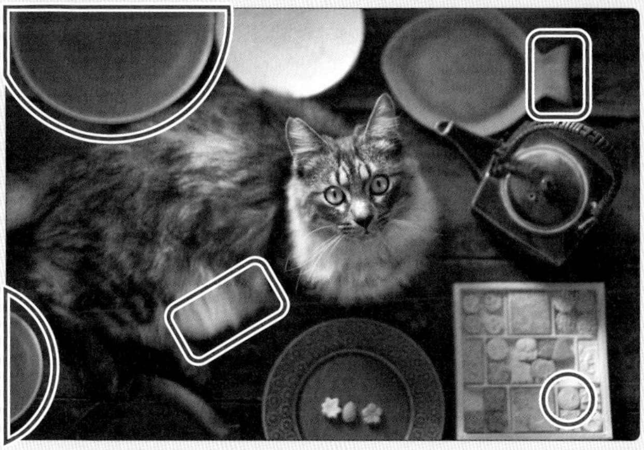

㉚手遅れねこ（P34）

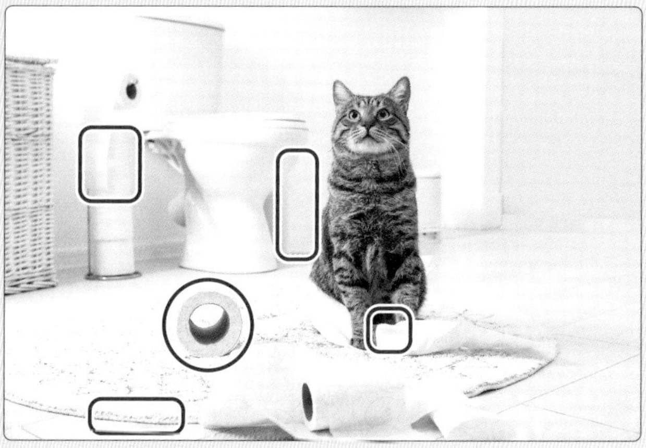

㉛オヤジねこ（P35）

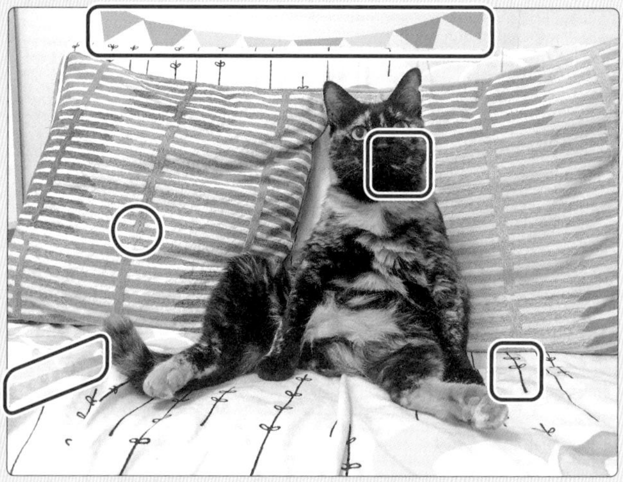

㉜添い寝ねこ（P36）

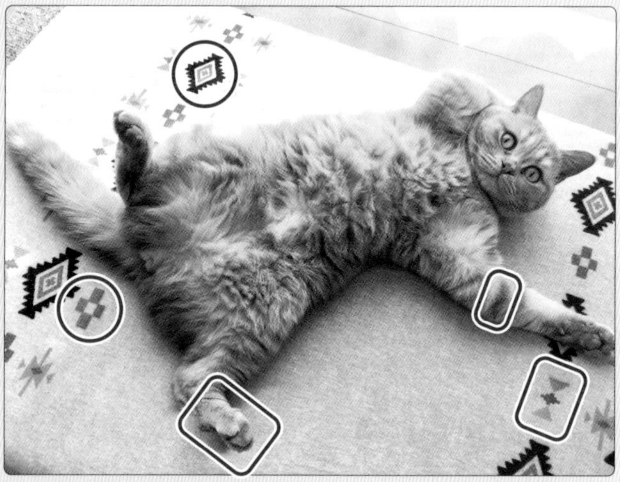

㉝相棒ねこ（P37）

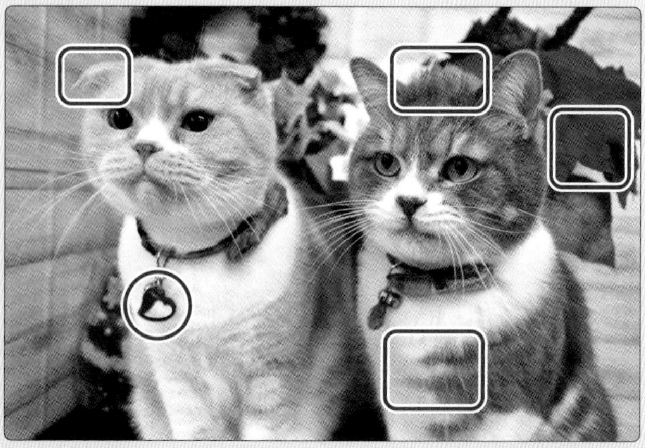

㉞全身で語るねこ（P38）

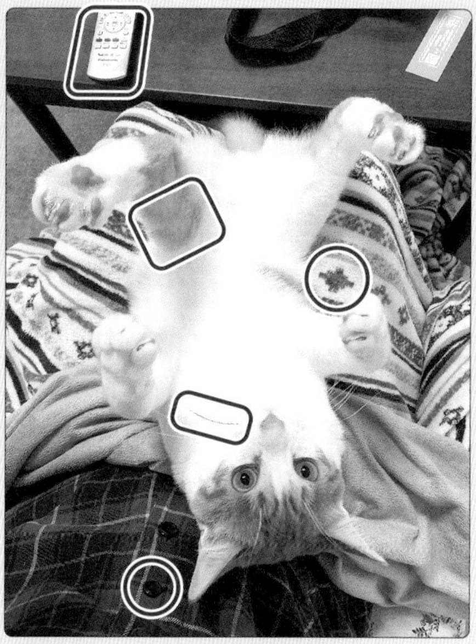

㉟独占ねこ（P38）

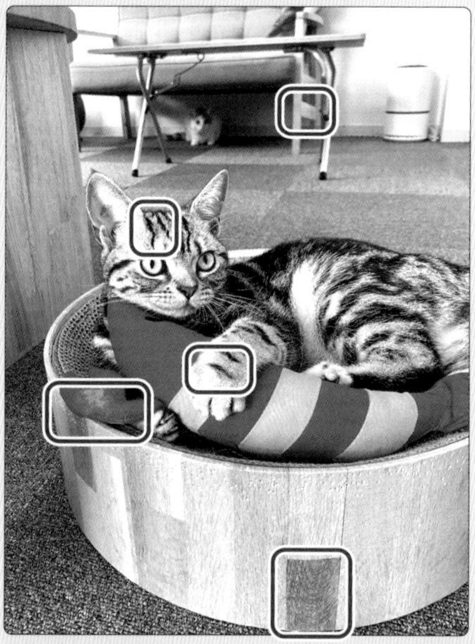

㊱さすらいねこ（P39）

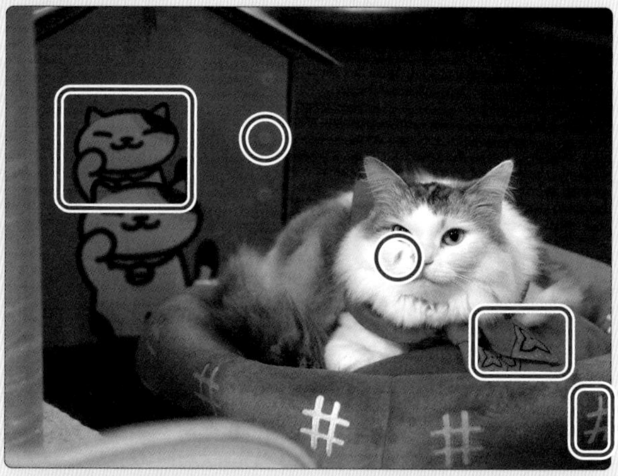

㊲ご近所ねこ（P40）

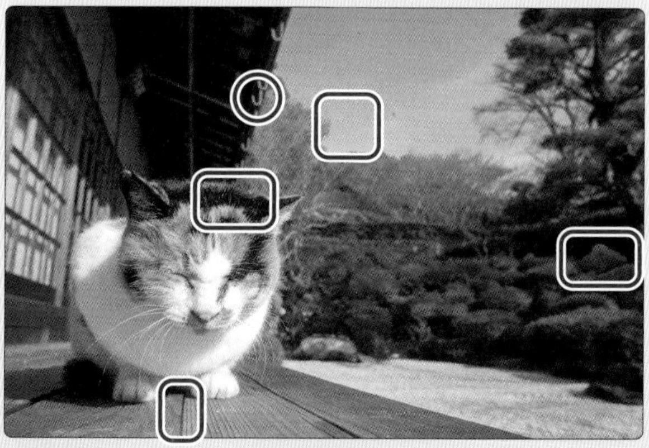

㊳サボりねこ（P41）

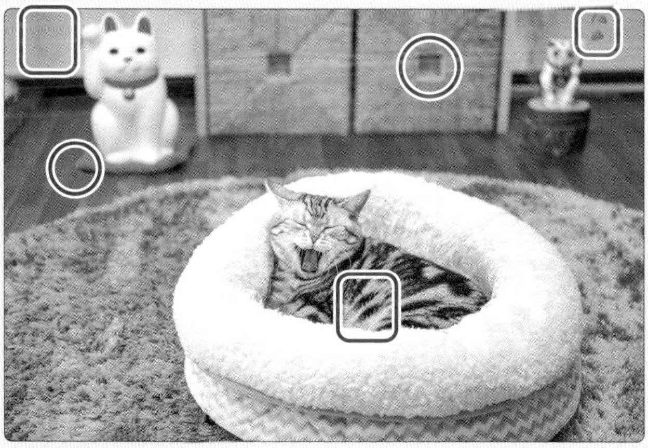

㊴夢見ねこ（P42）

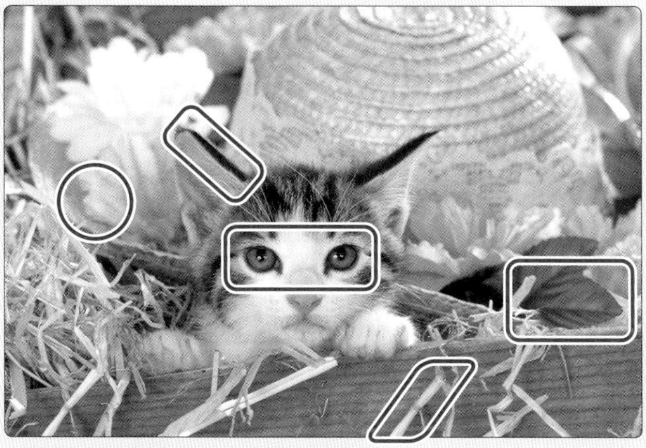

㊵まどろみねこ（P43）

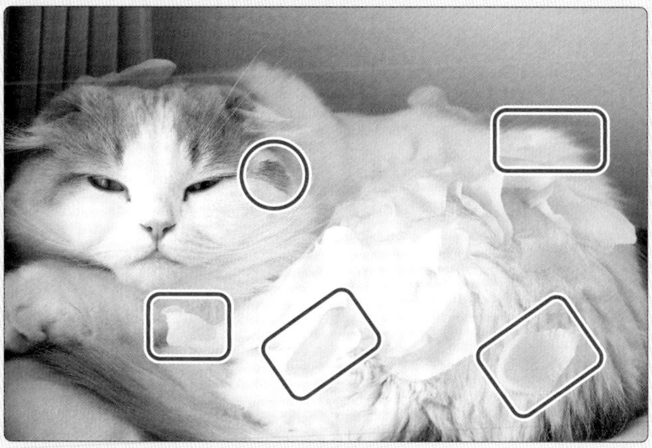

㊶熟年夫婦ねこ（P44）

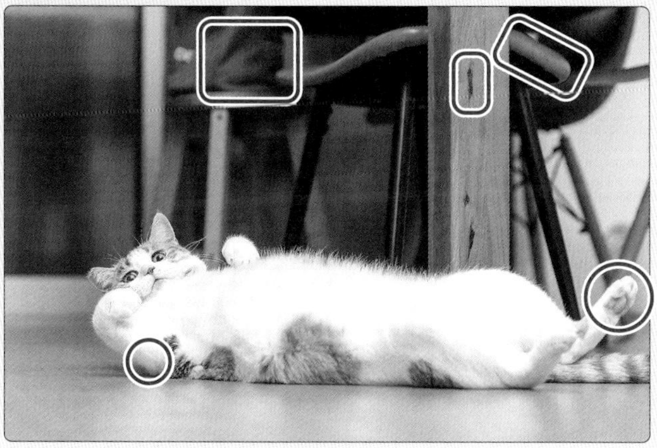

㊷鍋奉行ねこ（P45）

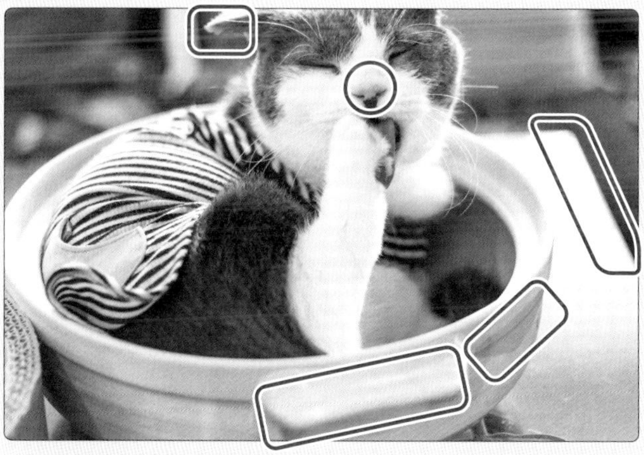

㊸観察ねこ（P46）

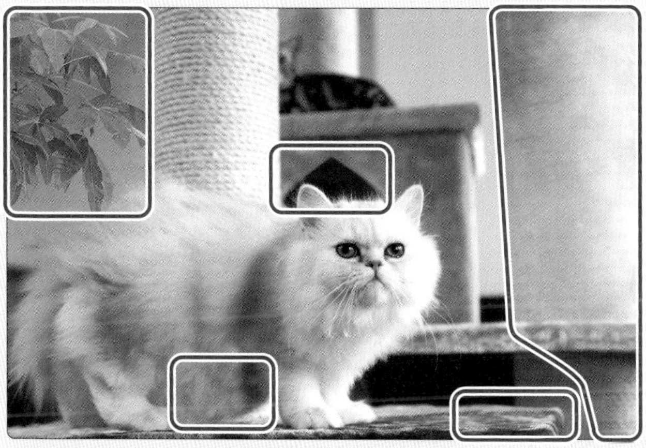

㊹ボスねこ（P47）

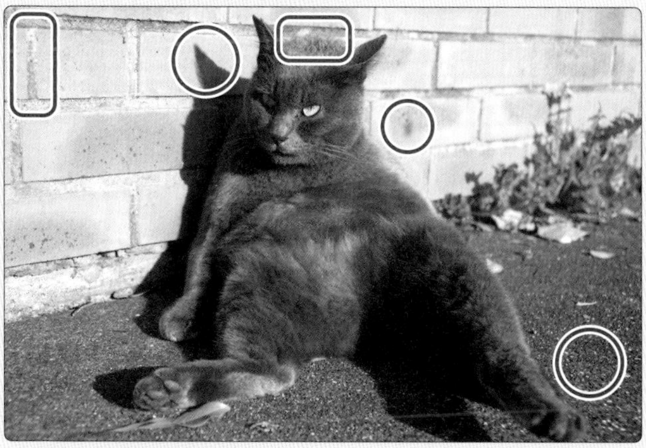

㊺おじゃまねこ（P48）

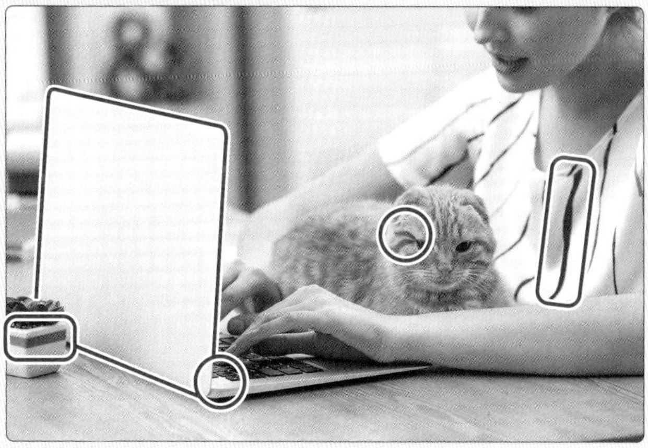

46 不安定ねこ（P49）

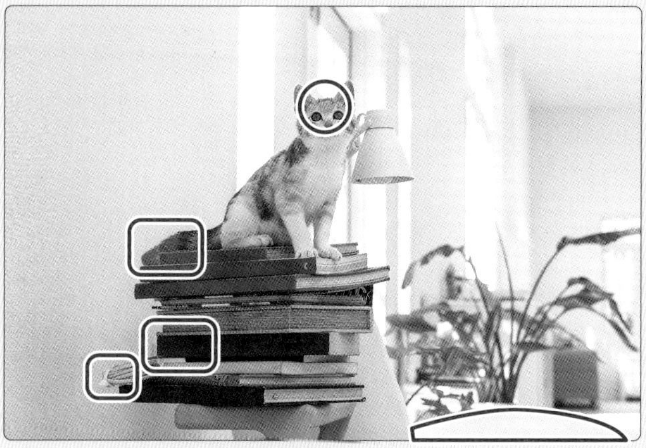

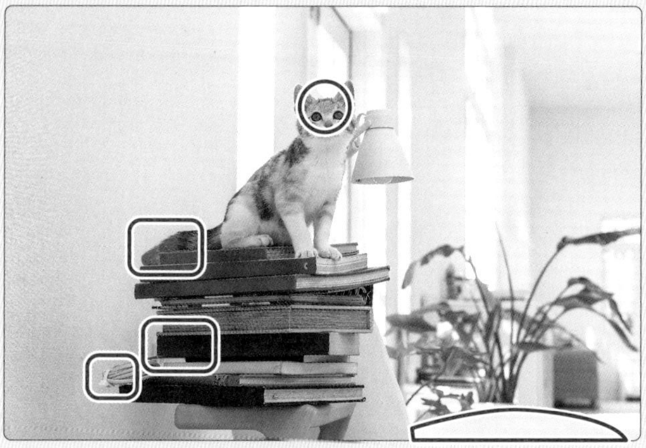

47 ヘビねこ（P50）

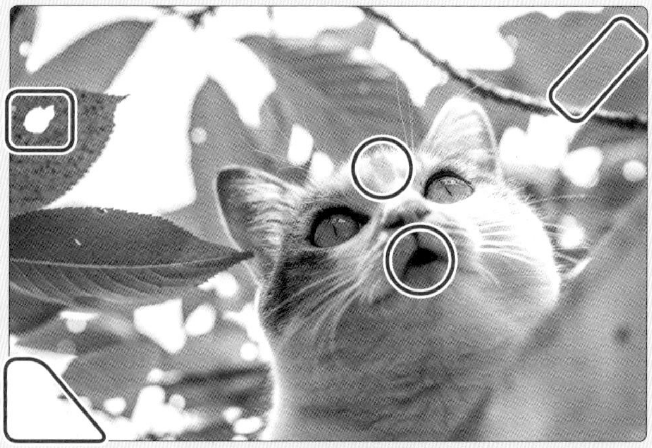

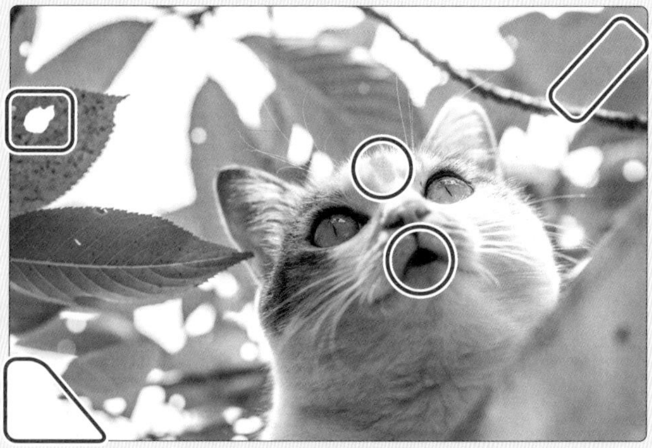

48 神社ねこ（P51）

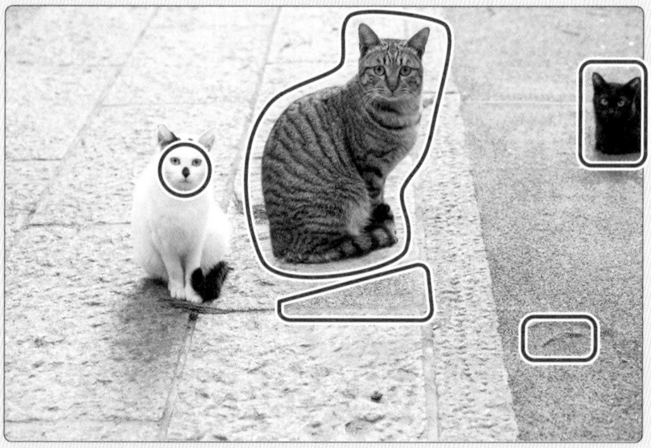

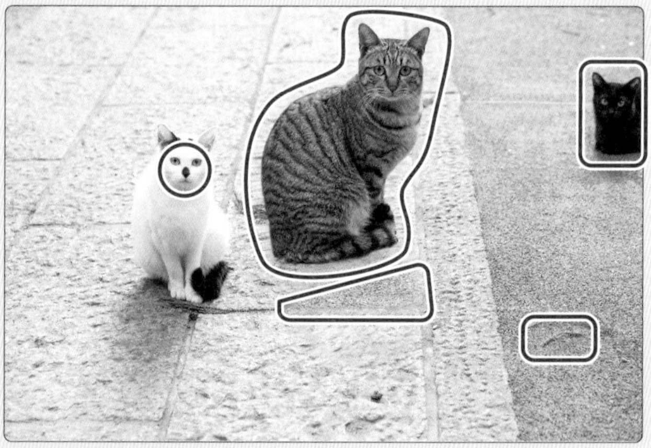

49 古株ねこ（P52）

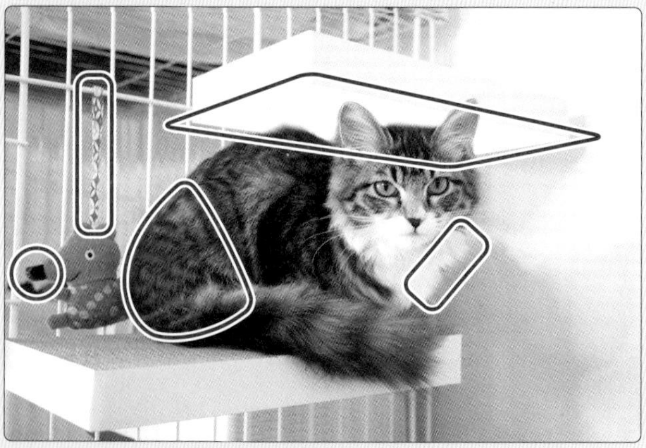

50 待ちぼうけねこ（P53）

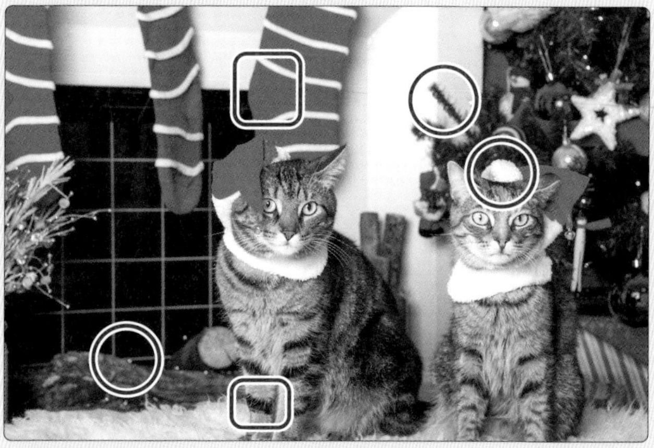

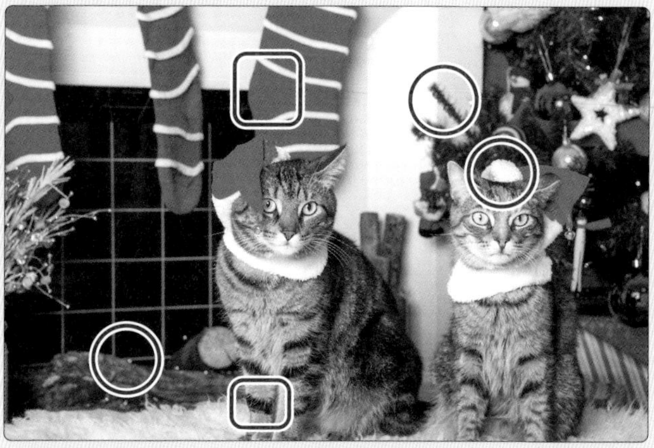

51 背伸びねこ（P54）

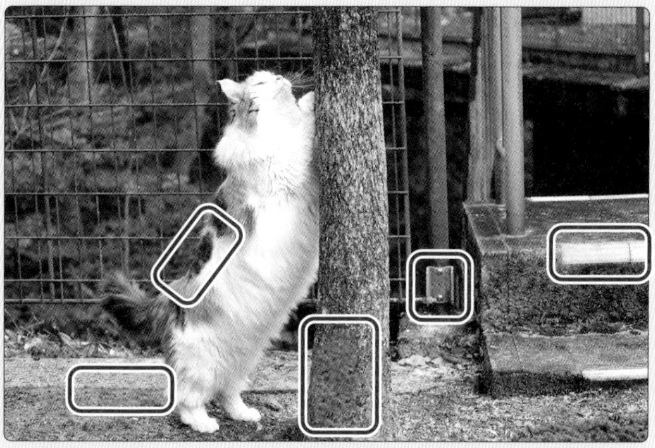

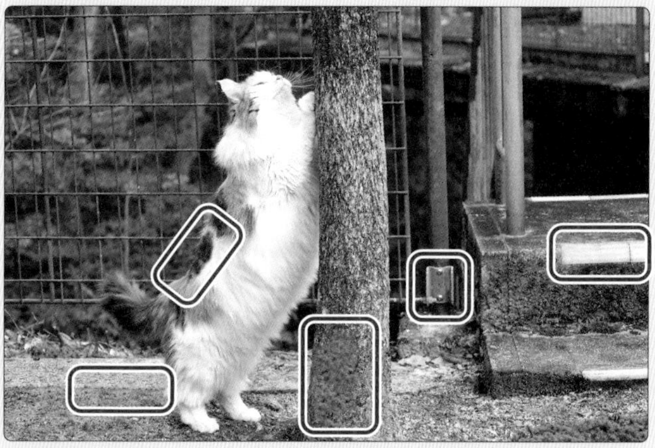

52 号令ねこ（P55）

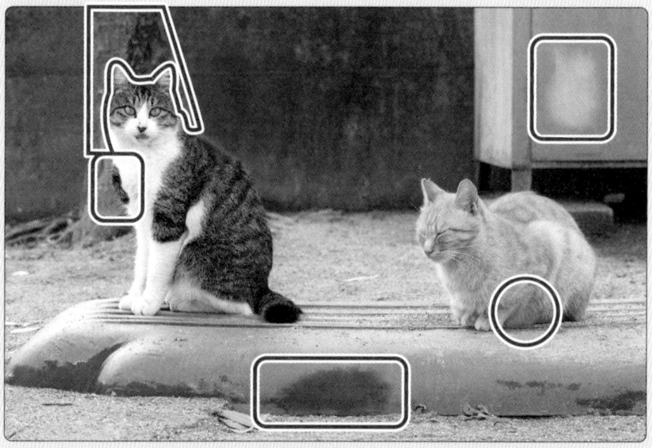

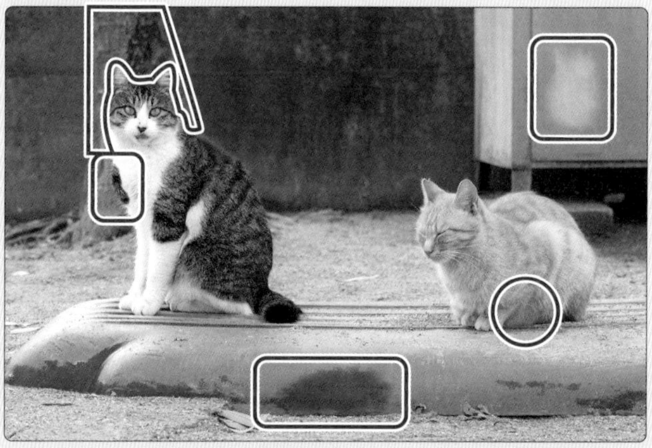

53 わかってるねこ（P56）

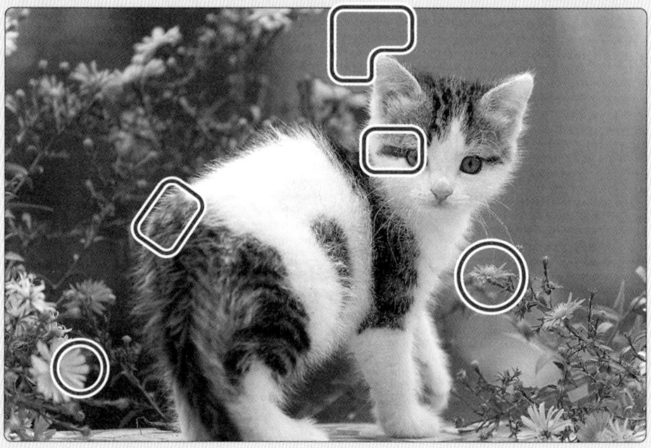

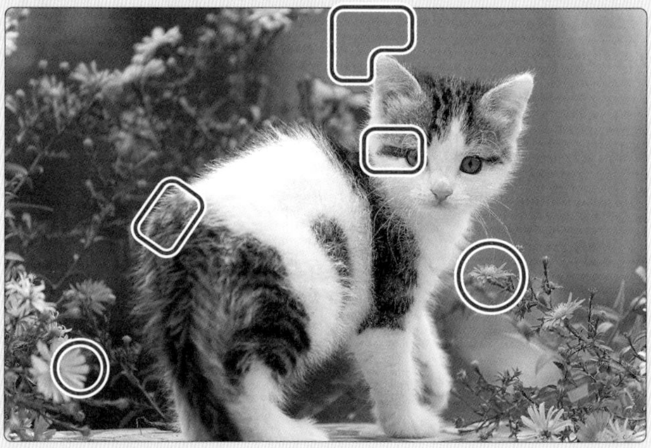

54 警備ねこ（P57）

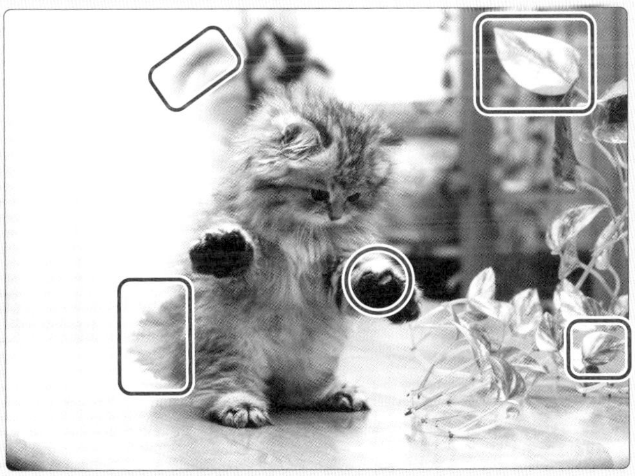

55 井戸端会議ねこ（P58）

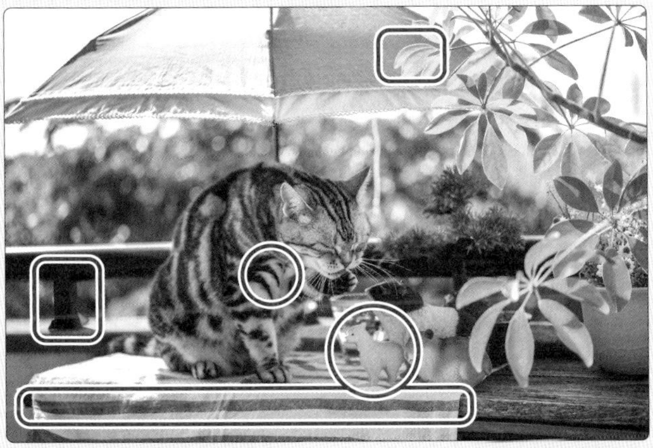

56 欲しがりねこ（P59）

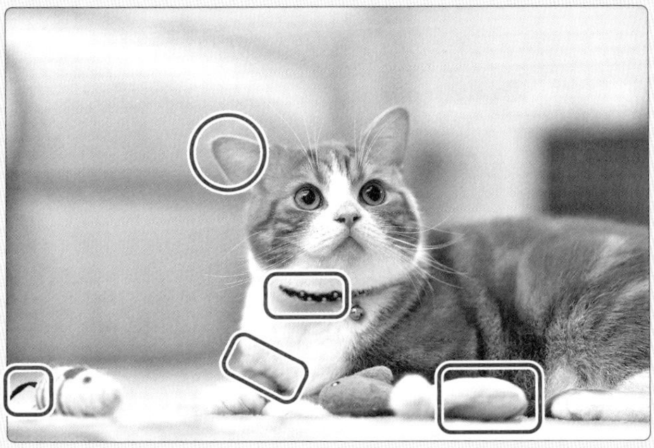

57 寝起き最悪ねこ（P60）

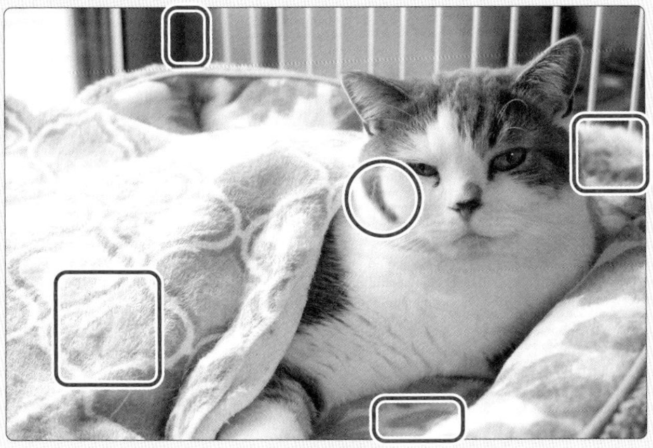

58 必死ねこ（P61）

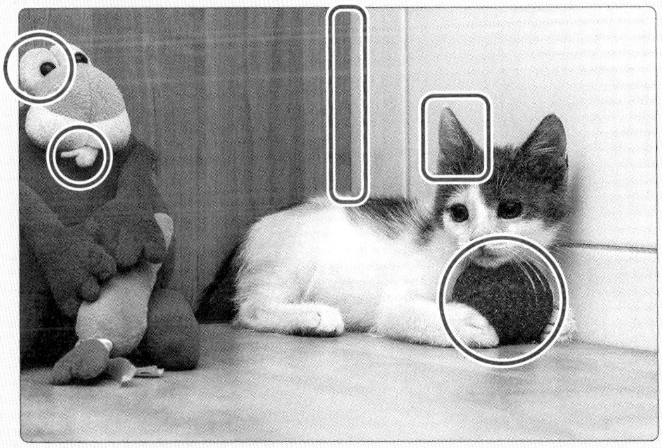

59 いたずらねこ（P62）

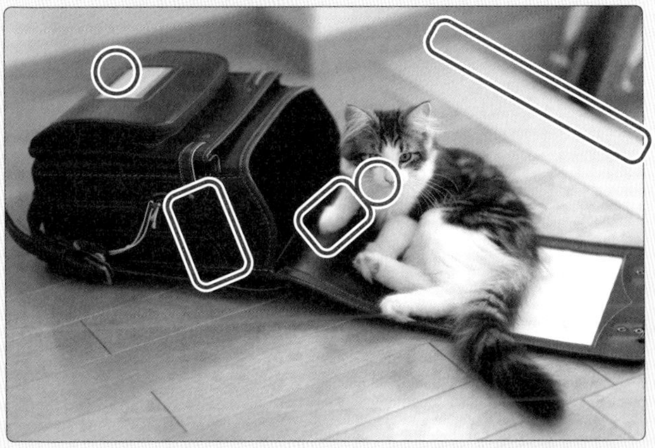

60 お昼寝ねこ（P63）

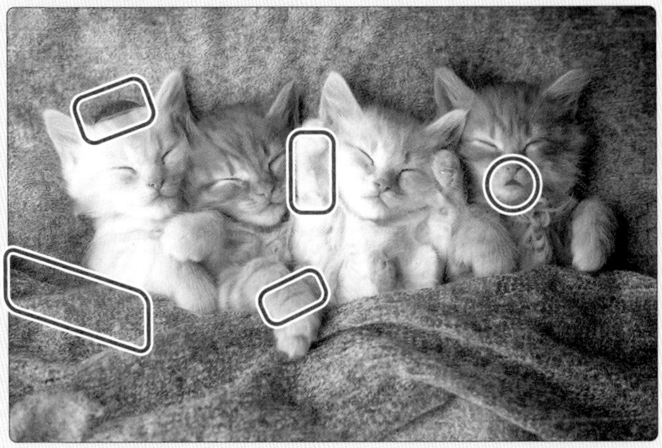

カバーの解答

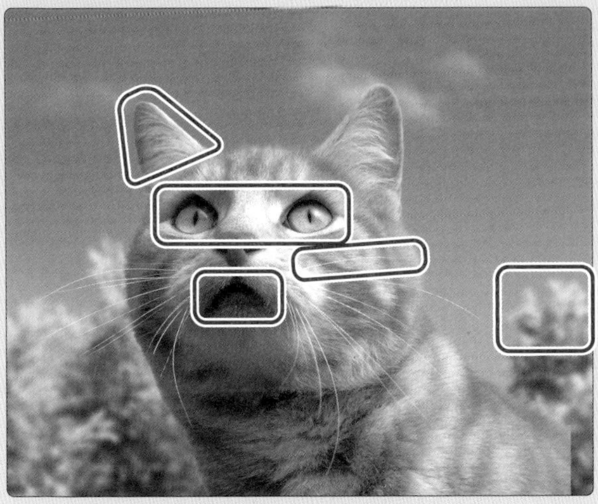

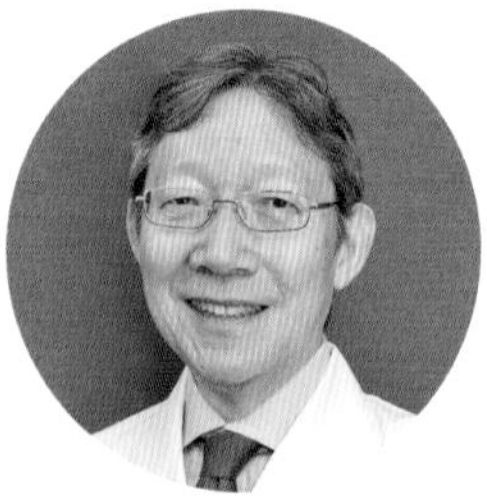

監修

杏林大学名誉教授・医学博士
古賀良彦(こが よしひこ)

1971年に慶應義塾大学医学部卒業、88年に医学博士、90年に杏林大学医学部精神神経科学教室助教授、99年に杏林大学医学部精神神経科学教室主任教授、2016年に杏林大学医学部名誉教授に就任。現在、東京都杉並区のメンタルクリニックいわおで診療を続ける。
精神保健指定医、日本精神神経学会認定専門医、日本臨床神経生理学会認定医・名誉会員、日本催眠学会名誉理事長、日本薬物脳波学会副理事長を務める。著書・テレビ出演多数。

2023年6月13日　第1刷発行
2023年8月30日　第4刷発行

編集人	飯塚晃敏
編集	株式会社わかさ出版　原 涼夏　谷村明彦
装丁	遠藤康子
本文デザイン	カラーズ
問題作成	デザイン春秋会　永井知加人　吉野晴朗
漫画	前田達彦
写真協力	PIXTA　Adobe Stock
発行人	山本周嗣
発行所	株式会社 文響社 〒105-0001 東京都港区虎ノ門2丁目2-5　共同通信会館9階 ホームページ　https://bunkyosha.com お問い合わせ　info@bunkyosha.com
印刷	株式会社 光邦
製本	古宮製本株式会社

ISBN 978-4-86651-632-5

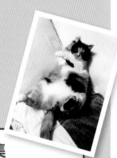